El Reto

DE LAS 6

Semanas

6 kilos de grasa menos en 6 semanas
de forma saludable. ¡Así de simple!

Título: El reto de las seis semanas
Segunda edición: mayo 2017

Diseño de portada y diagramación de textos:
Andrés Daniel Ávila
Impreso en Maracaibo, estado Zulia - Venezuela
por Filigrana, sa.

El Reto
DE LAS 6
Semanas

6 kilos de grasa menos en 6 semanas
de forma saludable. ¡Así de simple!

A mis 3 hermosos hijos, "mis 3 Eduardos",
Javier, Omar y Jesús, el motor de mi vida.
Verlos crecer felices y saludables es mi mayor reto.

A mi madre, Mitzy María, por hacerme creer
que dentro de mí existe una fuerza superior que todo lo puede.
Mamita, gracias por apoyarme
siempre en mis aventuras.

A mi padre que desde el cielo aún me cuida.
Papito, gracias por hacerme así. ¡Testaruda!

Y a mi querida hermana del alma: Eva Ekvall,
Miss Venezuela 2000, quien víctima del cáncer
de mama, partió de este plano. Amiga, gracias por haber sido
parte de mi vida, por confiar en mí y por impulsar mi carrera;
sé que desde el cielo estarás feliz porque con este libro
ayudaremos a que nadie más nunca tenga que someterse a
ninguna dieta "loca" que pueda poner en riesgo
su salud, como sucedió con nosotras

Contenido

Capítulo 3

Capítulo 4

Prólogo

Así como suena, así de simple...

Como locutor de radio y presentador de televisión he tenido la oportunidad de conversar con gente maravillosa sobre diversos temas. Con cada entrevista he aprendido a conocer a mis invitados y me he familiarizado con sus experiencias y sapiencias...

Uno de los temas que más disfruto, quizás digna herencia de mi padre, es el de la salud. Por eso, cuando mi amiga, la doctora Klara Senior, me llamó y me dijo: "Pedrito, voy a publicar *El reto de las 6 semanas.* ¡Lo logramos!", inmediatamente recordé la primera vez que conversé con ella y cómo, de forma imprevista y casi al azar, surgió la idea de crear UN RETO que nos permitiera a los "pasaditos de peso" perder kilos de forma rápida, segura, organizada y sobre todo saludable, sin que esto generara un trauma o una especie de odisea liberadora de grasas con estrictas dietas y extenuantes jornadas de ejercicio. ¡Porque vamos a estar claros! No todo el mundo tiene ese espíritu atlético que se desata con furia cuando ve un gimnasio o una caminadora. Y ni hablar de aquellos como este servidor: sibarita y amante de los sabores y las delicias del paladar.

Así que definitivamente me sentí como "pez en el agua" cuando la doctora Senior irrumpió en mi estudio con su gran simpatía y asertiva manera de abordar el tema de "Cómo quitarse esos kilitos de más". Se presentó como la doctora Klara –con "k"– Senior y me causó mucha gracia porque no paraba de hablar. Con su gran elocuencia y carisma cautivó a nuestra audiencia, siendo extremadamente precisa y aguda con los temas de medicina estética, antienvejecimiento y salud que abordamos. Lo que ella desconocía era que su entrevistador era un "gordito" que había probado absolutamente todos los métodos conocidos hasta la fecha para adelgazar. ¡Todos! La mayoría de las veces sin obtener resultados.

Así que a medida que transcurría la entrevista y ella hablaba de técnicas súper novedosas, recomendaciones nutricionales para adelgazar, herramientas para corregir el síndrome metabólico y aparatos de nueva generación para erradicar la grasa localizada y la flacidez, me resurgían nuevas preguntas enfocadas en encontrar el mejor y más efectivo método para perder peso y ganar salud.

¿Por qué 6 semanas?

Durante nuestra conversación me di cuenta de que faltaban 6 semanas para el carnaval y luego 6 semanas más para Semana Santa.

Yo necesitaba perder unos kilos y se me ocurrió proponerle un reto. Un reto de 6 semanas. Y le dije: "Doctora, con todas estas recomendaciones que nos está brindando, ¿cuántos kilos es lo más saludable que podemos perder por semana? ¿Es posible perder un kilo semanal? ¿De aquí al carnaval cree posible que le digamos adiós a 6 kilos cuando menos?". La doctora Klara asumió ese reto que le propuse y se convirtió en todo un éxito para mí, para ella y para todos quienes nos siguieron a lo largo de esas 6 semanas a través de las redes sociales, consultas personalizadas en su clínica o, vía correo electrónico y a través de su portal web www.reto6semanas. com. Así nació el reto de las 6 semanas: sencillo, efectivo y saludable. Ahora, ¿por qué 6 semanas?

Evidentemente tenía que ver con esa preparación corporal para una temporada vacacional como el carnaval, que en nuestro país, Venezuela, es sinónimo de playa, bronceado y, por supuesto, cuerpos al sol con el correspondiente deseo de lucir bien dentro del traje de baño. Sin embargo, analizándolo más en profundidad, Klara y yo llegamos a la conclusión de que, psicológicamente, es mucho más fácil y realista proponerse una META a corto plazo, tangible y factible.

Es más fácil que uno pueda hacer ese "clic mental" necesario para cambiar los malos hábitos alimenticios y decir "Asumo el reto de perder 6 kilos en 6 semanas", una PROMESA que cualquiera puede proponerse, pero sobre todo CUMPLIR. Creo firmemente en la voluntad y la actitud frente a la vida.

La base del éxito para cualquier proyecto que emprendamos en la vida es plantearnos una meta. Y en el caso de nuestro reto de las 6 semanas puede ser algo tan sencillo como por ejemplo: "quiero entrar en ese jean que hace años no me pongo", "voy a la playa y me quiero poner un traje de baño muy sexy para las vacaciones", "voy a una boda en mes y medio y quiero volver a entrar en ese traje" o, incluso, más importante y trascendente: "quiero poder correr detrás de mis hijos, subir las escaleras sin cansarme o sin que me duela hasta el alma, recuperar mi salud y mi autoestima...".

Así que esa visualización es la primera fase para activar el poder de la mente y encontrar la motivación que necesitas para alcanzar de forma más rápida tu meta.

Una vez que tomas la decisión de asumir el reto, ese compromiso es "íntimo", no es con nadie más, es "contigo mismo". Al haber hecho ese "clic mental", te aseguro que tendrás más de la mitad del recorrido hecho. La mente es muy poderosa, la autosugestión también.

De hecho, para reforzar tu reto te recomiendo repetirte varias veces al día esta afirmación: "Soy delgado(a) por lo que hoy como de forma saludable y equilibrada. Soy fuerte. Me quiero y me acepto. Mi mente está en armonía con mis deseos". Creeme que los resultados son maravillosos. Por eso es que hice "clic" con este RETO, que comenzó en una entrevista en @circuitoexitos 99.9 FM, continuó en mi programa de televisión "Con Todo y Penzini" como un segmento 6 semanas antes de cada fecha vacacional y hoy se materializa en estas páginas, que estoy seguro serán mucho más que una guía para perder peso.

● ●

El tiempo que inviertas ahora en mejorar y cambiar tus hábitos y estilo de vida te hará sentir más saludable, aumentarás la confianza en ti mismo y estarás mucho más delgado y lleno de energía.

● ●

Podemos comenzar nuestro #reto6semanas el día que nos provoque (no es necesario que sea lunes), como dice mi estimada doctora Senior: "El momento es AHORA". Hay que arrancar justo cuando tomamos conciencia y hacemos el "clic mental", cuando te dices a ti mismo: "Asumo mi reto: 6 kilos menos de grasa en las próximas 6 semanas". Este es el mejor momento, aquí y ahora.

En conclusión, el reto de las 6 semanas ha sido todo un éxito. Miles de personas han podido lograr sus metas comenzando por 6 semanas. La doctora Klara siempre me ha comentado que cuando abordamos el tema, bien sea en radio o televisión, son innumerables las llamadas telefónicas a su Instituto Médico Esteti-K y muchísimos los mensajes recibidos a través de sus cuentas de Twitter e Instagram @klarasenior y @tu_reto6semanas, correos electrónicos y suscripciones en su portal web.

Hombres y mujeres de todas las edades de todo el mundo le solicitan día a día las técnicas, dietas y ejercicios que ella junto a su equipo médico aplican para perder peso en pocos días. Klara me dice: "Pedro, es que tú hipnotizas a la gente". "¡No es que yo hipnotice a la gente!", le respondí. "Es que yo he pasado y sigo pasando por los mismos problemas que genera el tener sobrepeso...

Pienso que por eso mi audiencia se ha sentido identificada y buscan resolver sus problemas".

Pero lo más importante es que este reto no solo sirva para perder peso. Este reto de las 6 semanas puede ser utilizado para cambiar un mal hábito, dejar de fumar, dejar de tomar, cambiar un régimen alimenticio, cambiar una dieta si se es diagnosticado con diabetes, intolerante a ciertos alimentos como lácteos y gluten, prepararse para una operación, para preparar pacientes para cirugía bariátrica de manga gástrica o bypass gástrico, y así para cualquier situación.

*Recuerda que cambiar un hábito toma 21
días, lo que significa que al final de estas 6
semanas seguro habrás cambiado tus malos
hábitos, sedimentado tus resultados y te habrás
encaminado hacia una nueva forma
de ser saludable.*

Si tienes dudas o preguntas, te invito a que tomes este libro, lo coloques en tu mesa de noche y comiences desde ya a gestar ese cambio en tu vida, pero lo más importante: que seas más feliz porque tú lo mereces.

La propuesta de la doctora Klara es holística. Un reto que comprende un plan nutricional equilibrado, ejercicio físico y algunas técnicas estéticas avanzadas. Espero que este libro no solo logre motivarlos a comprometerse con su propio reto de las 6 semanas, sino que puedan lograr sus metas y con ello aumentar su autoestima, mejorar su salud y calidad de vida.

El cambio comienza desde adentro, por aprender a quererte, a confiar en ti y a CREER EN TI. Definitivamente ¡SÍ SE PUEDE!

El reto de las 6 semanas es parte de mi vida... y tú... ¿aceptas el reto?

Pedro Penzini López*

Pedro Penzini es asesor financiero registrado en la Comisión Nacional de Valores de Venezuela; fue corredor público de Bolsa en Wall Street y vicepresidente de prestigiosas empresas financieras internacionales. Desde 2011, conduce y produce el espacio en televisión:

"Con todo... y Penzini" de Globovisión y recientemente publicó su libro, *El poder de tu mente.*

Primera Parte

Un cambio en tu estilo de vida

Capítulo 1

Un cambio en tu estilo de vida

¡Es un reto! Sí, es un reto contigo, con todo lo que significa, y es una meta muy clara. A lo largo de mis 17 años de experiencia como médica en el mundo de la medicina estética, el antienvejecimiento y el manejo de la obesidad, he atendido todo tipo de pacientes y conozco sus historias, frustraciones y deseos desde lo médico y lo humano. Siempre me he preocupado por brindarles un acorde a sus necesidades y expectativas. Pensando en ellos y en mi propia experiencia personal, diseñé este método de adelgazamiento efectivo y práctico, el RETO DE LAS 6 SEMANAS, porque la gente quiere ver resultados... y ¡pronto!

Sabemos que funciona... ¡Está probado! Tenemos mucho tiempo ayudando a hombres y mujeres a bajar de peso como debe hacerse, pero, sobre todo, a sentirse felices, a cambiar su estilo de vida y a agradecer por todo lo que han alcanzado.

6 semanas es el tiempo que dura el desafío...
6 semanas son suficientes...
En 6 semanas pensarás diferente,
te verás diferente...

¡Te sentirás diferente!

Una de las inquietudes que con mayor frecuencia me plantean mis pacientes en la consulta es: "Doctora, me gustaría cambiar mi cuerpo". Esa frase describe la necesidad que todos hemos sentido en algún momento de la vida, porque definitivamente parte de la naturaleza del ser humano es ser inconforme. Por ejemplo, muchas mujeres desean tener el cuerpo perfecto de las supermodelos que ven en la televisión, en las vallas publicitarias o en las revistas, pero la "genética", las exigencias del "trabajo", los hábitos de alimentación (y en ocasiones el Photoshop) de esas súper modelos son diferentes a los de la mayoría de nosotros, los comunes mortales,y se convierten a veces en patrones de belleza casi inalcanzables y generan ansiedad y una gran frustración.

Ahora bien, ¿realmente es posible "cambiar el cuerpo"? La respuesta es sí. Claro que sí. ¡SÍ SE PUEDE! Requiere esfuerzo, constancia y dedicación, trabajar desde la autoestima. Pero además se necesita un plan, una metodología, una estrategia para lograrlo...

Cuando asumes el compromiso y le dices que sí a todo esto, ¡aceptas el reto!

Así comienza esto, con un mensaje que para mí resulta totalmente inspirador: ¡ACEPTO EL RETO! Y además fue un reto para todo nuestro equipo de trabajo.

Después de haber sufrido de hipotiroidismo y de obesidad, de haber pasado por tres embarazos seguidos y de haber invertido muchísimas horas en el desarrollo de técnicas apropiadas para moldear y fortalecer la figura, diseñé un RETO que me permitió brindarle ayuda a los demás y poder ayudarme también a mí misma.

La historia comenzó en 2011. El Reto tomó forma durante una entrevista que me hizo Pedro Penzini en su programa de radio, 6 semanas antes de las vacaciones.

Una de las preguntas más importantes de aquella fabulosa entrevista que dio vida a este Reto fue "¿Cuántos kilos se pueden perder de forma saludable en 6 semanas?", a propósito de que faltaban exactamente 6 semanas para el carnaval. Y la respuesta fue muy simple: de ½ a 1 kilo semanal. Pero eso sí, ¡MÁXIMO UN KILO POR SEMANA! Es lo adecuado para no desbalancear nuestro organismo ni afectar nuestra salud, pero sobre todo para poder mantener los resultados en el tiempo.

Así comenzó el reto de las 6 semanas, primero en la radio y luego de inmediato en Twitter, a través de @tu_reto6semanas con @klarasenior y @ppenzini, donde ayudamos a miles de personas de todo el mundo a lograr su sueño de alcanzar su "peso ideal" de forma saludable. Fue tan exitoso en cuanto a la aceptación y los resultados, que luego lo llevamos a la televisión.

La primera fase del Reto la asumieron mis amigas y pacientes. Los resultados fueron muy alentadores, lo que me estimuló a dedicarme a perfeccionar el programa para poder ofrecerles un método 100% reproducible y tener la certeza de decirles que SÍ ES POSIBLE PERDER 6 KILOS EN 6 SEMANAS DE FORMA SALUDABLE y sí es posible también mantener los resultados en el tiempo.

Porque muchos pacientes llegan a mi consulta, se sientan frente a mí y lo primero que me dicen es: "Doctora, ya he probado todas las dietas que existen. Lo he hecho absolutamente todo, con casi ningún resultado, y lo peor es que siempre vuelvo a mi peso original".

¿Por qué engordamos?

¿Por qué no puedo bajar de peso con facilidad? ¿Por qué, cuando finalmente logro adelgazar, al poco tiempo vuelvo a engordar incluso más de lo que estaba antes?

La razón por la que aumentamos de peso y engordamos muchas veces no obedece a una causa única sino a la suma de numerosos factores biológicos, nutricionales, físicos, ambientales e incluso psicológicos y genéticos. Es importante conocer estos factores para detectar dónde y cómo podemos intervenir para corregir el problema.

Engordamos cuando:

- Tenemos hábitos alimenticios inadecuados.
- Comemos en exceso.
- Consumimos una gran cantidad de alimentos ricos en grasas y carbohidratos (carbohidratos almidonados como pan, pasta, arepas, arroz, dulces y azúcar... o incluso un excesivo consumo de frutas).
- Usamos un exceso de grasas para cocinar o aderezar nuestras comidas y ensaladas.
- No tenemos un horario regular de comidas.
- Picoteamos frecuentemente entre comidas.
- Probamos 20 veces las comidas mientras las cocinamos.

- Acostumbramos a comer dulces y alimentos ricos en azúcar, postres como tortas, galletas con leche, caramelos, chocolates, etc.
- Nos paramos habitualmente de madrugada a comer.
- Tomamos muchos jugos y bebidas ricas en azúcares (más adelante hablaremos de las calorías líquidas).
- Tenemos poca actividad física (sedentarismo).

Este último punto no se trata solo de actividad física con pesas en el gimnasio; hablo de la pérdida de aquella buena costumbre de subir las escaleras, pasear y correr en el parque, jugar con tus hijos.

Pareciera que muchos de aquellos viejos hábitos que manteníamos cuando éramos niños se van perdiendo a lo largo de la vida.

La tecnología, con la gran cantidad de equipos electrónicos disponibles en el mercado, hace que cada vez necesitemos movernos menos para "alcanzar lo que queremos". Ya casi nadie va al supermercado o a comprar el periódico en bicicleta, por ejemplo (de hecho, actualmente la mayoría de los periódicos son electrónicos).

En mi país, Venezuela, así como en muchos otros países del mundo, no se puede salir a correr por las calles como antes por la gran inseguridad. Pasamos horas y horas trabajando frente a un computador o jugando con tabletas y otros equipos electrónicos, donde apenas tenemos que mover "uno o dos dedos". Llegamos a la puerta de nuestros trabajos directamente y subimos por ascensores en vez de usar las escaleras. Y cada vez es más frecuente ver en el parque a los niños jugando y "nosotros sentados" con nuestros celulares "inteligentes" sin perseguirlos o, peor aún, vemos familias en el parque donde el niño, que debería correr tras la pelota o subir la escalerita para lanzarse una y otra vez por el tobogán, también está hipnotizado tras la pantalla de un juego o una tableta electrónica.

En fin, todos estos viejos buenos hábitos que teníamos se han perdido con el devenir de la tecnología y nos hemos convertido en una sociedad sedentaria donde nuestro nivel de actividad física es mínimo o casi inexistente, lo cual no nos permite gastar las calorías consumidas, muchas veces en exceso.

Adicionalmente, a medida que envejecemos, nuestra masa muscular va decayendo progresivamente, entre otras cosas por el descenso "normal" de la producción de la hormona del crecimiento. Esta, dentro de algunas de sus funciones, tiene como buen propósito el mantenimiento de la masa muscular y la disminución de las grasas. Es una hormona lipolítica, es decir que destruye o ayuda a liberar la grasa corporal, siempre que nuestra ingesta de comida no sea excesiva. Esto, sumado a la reducción de la actividad física, hace que perdamos masa muscular y que ocurra un desbalance entre lo que ingresa y lo que gastamos. Esa disminución de la actividad física sin mermar proporcionalmente la cantidad de la comida ingerida inevitablemente llevará a un aumento de peso y/o de grasa corporal por un excesivo ingreso de energía (abundante ingesta) con una reducción del gasto energético (sedentarismo).

Otras razones que pueden estar colaborando con tu aumento de peso pueden ser:

- Motivos psicológicos como la ansiedad, la angustia, la depresión y la falta de autovaloración muchas veces hacen que corramos hacia la nevera y comamos todo lo que encontramos.
- Falta de descanso y sueño. Está científicamente comprobado por numerosos estudios médicos que la falta de sueño, dormirse muy tarde y no descansar adecuadamente se relaciona con trastornos de la alimentación debido a la alteración en el ritmo de producción normal (circadiano) de diversas hormonas responsables de regular el apetito, controlar el estrés, mantener la masa muscular y reducir la grasa corporal.
- Consumo de medicamentos como antidepresivos, cortisona, algunos anticonceptivos, diuréticos y medicamentos contra ansiedad o la epilepsia, entre

otros, pueden provocar un aumento del peso y/o de la grasa corporal. En este punto debo decir enfáticamente que si tu médico te indicó un medicamento NO DEBES DEJAR DE CONSUMIRLO. La idea es saber si puede provocar un aumento de tu peso para que tomes conciencia y busques las herramientas necesarias para contrarrestarlo.

Pásate por el check list de arriba y revisa si estas cumpliendo con uno o varios de los "requisitos" que pueden ser responsables de tu aumento de peso.

Una vez tomada la conciencia de todas las causas probables, vamos a las soluciones: EL RETO DE LAS 6 SEMANAS. ¡Así de simple! No hay de otra.

¿Padres obesos = hijos obesos?

Mucho se ha hablado siempre sobre la influencia que tienen los genes heredados en el origen del sobrepeso y la obesidad. Numerosos estudios sugieren que la genética juega su papel entre el 50% y el 80% de los casos. Así, se dice que si uno de tus padres es obeso tendrás 50% más probabilidades de sufrir de obesidad, y si los dos son obesos, tus probabilidades pueden elevarse a un 80%. Pero, ¡atención! Esto no es determinante, se trata solo de una tendencia donde la genética influye pero NO ES UN FACTOR DECISIVO.

Para que nos entendamos bien: si tus genes te predisponen a sufrir de obesidad pero no tienes otros factores desencadenantes como malos hábitos alimenticios y sedentarismo, definitivamente TÚ NO VAS A SUFRIR DE OBESIDAD.

Los genes influyen pero al final, aquí, ¡TÚ DECIDES!

*¿Por qué, luego de adelgazar, no logro
mantener mi peso y vuelvo siempre a mi
peso original?*

O más aún... ¿Por qué gané peso otra vez? ¿Es acaso un castigo o una especie de karma?

Definitivamente esta es una de las preguntas que más me hacen los pacientes cuando vienen por primera vez a la consulta y han hecho cuanta dieta existe en el mercado. "No es solo lo que me cuesta adelgazar 100 gramos, es lo que me cuesta ahora mantenerlos",

"Es realmente frustrante", "Esto es como un KARMA", "Tanto esfuerzo que hice y ahora mire, ¡estoy peor!".

Y aquí vienen las preguntas "odiosas":

- ¿Qué tipo de "dieta" estabas haciendo?
- ¿Has hecho muchas dietas para bajar de peso?
- ¿Has hecho dietas donde bajaste de peso muy rápido?
- ¿Más de 1 kilo por semana?
- ¿Hiciste algún tipo de actividad física mientras bajabas de peso?
- ¿Has consultado a algún médico especialista o nutricionista o hiciste una "dieta" por tu cuenta?
- ¿Por cuánto tiempo tu peso estuvo por encima de lo normal?
- ¿Hiciste algún plan de mantenimiento?
- ¿Realmente cambiaste tus hábitos?
- ¿Mantienes actualmente algún plan o programa de actividad física?

Es importante que nos hagamos estas preguntas porque justo aquí está la respuesta y también la solución a los porqués que siempre te has hecho.

Si la dieta que hiciste fue una dieta en la que no estaban presentes de forma equilibrada los tres macronutrientes esenciales (proteínas, carbohidratos y grasas); si fue una dieta disociada, donde no incluían algún grupo de alimentos, principalmente carbohidratos; si has hecho muchas dietas de moda, desequilibradas, muy bajas en calorías (muy restrictivas); si bajaste de peso muy rápido y adicionalmente no hiciste ningún tipo de actividad física, todo esto contribuyó de seguro a que perdieras mucha más masa muscular de lo normal.

Y aunque hayas perdido peso, al no tener una adecuada nutrición, tu cuerpo conservó la grasa o incluso pudo haber aumentado.

Siempre que perdemos peso, perdemos masa muscular y masa grasa. Esto ocurre independientemente de si nuestra dieta ha sido equilibrada o no. Pero cuando comenzamos a recuperar el peso perdido, lamentablemente la masa muscular no se recupera espontáneamente, en cambio la masa grasa sí.

Aunado a esto, nuestro cuerpo, que es muy sabio, cuando pasa mucho tiempo en un peso determinado, por decirlo de alguna manera, "se acostumbra" a tener ese peso. Así que cuando haces una dieta muy restrictiva y no haces un programa de mantenimiento de por lo menos el mismo tiempo de duración de la "dieta", tu cuerpo tenderá a regresar al peso habitual que manejaba antes de perder peso con mucha rapidez. Esto es lo que se conoce como la "teoría del punto fijo o del *set point*": es como si el cuerpo tuviera una "memoria" del peso que tenía habitualmente y buscara siempre la forma de volver a él.

Así que para evitar la nueva ganancia de peso y sufrir de obesidad cíclica (conocida comúnmente como síndrome yo-yo), con bajadas y subidas frecuentes de peso, el secreto está en reprogramar ese *set point* con el nuevo peso que queremos mantener.

Esto implica, entre otras cosas, hacer un plan de mantenimiento y continuar con hábitos de alimentación saludables, con una alimentación equilibrada y hacer una actividad física. Por ello es de vital importancia que siempre que hagas un programa de pérdida de peso, este tenga su dosis de ejercicio físico, y si incluyes ejercicios de fuerza con pesas, pues muchísimo mejor. No les tengas miedo a las pesas, no te pondrás como Hulk por incluirlas en tu rutina de ejercicios de forma moderada al menos dos veces por semana.

Y ahora las preguntas que de seguro te estarás haciendo en este momento.

Y entonces, ¿qué hacer? ¿En qué consiste el RETO?

Antes de continuar debo decirte que el reto de las 6 semanas no es una receta milagrosa como esas que venden por ahí, que te llevan habitualmente a resultados mágicos y temporales. Lo que te propongo en este libro es un maravilloso desafío que te ayudará, más que a perder peso, a ganar salud, mejorar tu figura y recuperar tu calidad de vida sin pasar hambre y sin tener que matarte cuatro horas diarias en el gimnasio para poder lograr tus objetivos.

El reto de las 6 semanas es más que perder esos 6 kilos que "te sobran" 6 semanas antes de tus vacaciones, de una boda o simplemente para volver a entrar en ese pantalón que desde hace mucho tiempo no te queda. El RETO es un compromiso que asumes CONTIGO, es por ti y para ti. Se trata de un cambio en tu estilo de vida que te aseguro podrás mantener para siempre. Nada que ver con esas dietas extremas que te dejan pasando hambre, afectan tu salud y son imposibles de mantener a largo plazo.

Al asumir tu reto de las 6 semanas, la única preocupación que tendrás será ir pensando en conseguir una buena costurera para que recorte y ajuste todo tu ropero. ¡O donar tus trapos viejos y aprovechar este momento para renovar tu clóset! Todo dependerá del tamaño de tus sueños y –habrá quien me replique– "de mi bolsillo".

Muchos de nosotros llevamos nuestro sobrepeso a veces por años sin aparente preocupación. Vivimos como "gorditos felices" (supuestamente) sin tomar conciencia de lo que implica llevar encima el peso de "unos kilitos de más". Pero lo que me preocupa y, más que todo, me ocupa como médico en este momento, es que esos kilos de más no representan solo un problema estético, sino que pueden convertirse en un grave problema de salud pública, afectar nuestra autoestima y nuestra calidad de vida, conduciéndonos en algunos casos graves a aislarnos del mundo que nos rodea.

Las cifras son realmente alarmantes. Según la Organización Mundial de la Salud (OMS), la obesidad es actualmente el quinto factor de riesgo de defunción a nivel mundial: mueren alrededor de 2,6 millones de personas al año. El incremento de personas que sufren de obesidad ha alcanzado proporciones epidémicas a nivel mundial y más del 90% de estos casos se deben a una simple ecuación matemática:

$$+ \text{ ingreso calórico } y - \text{ gasto energético}$$

Como parte de mi misión de vida y de mi responsabilidad social como médica, hoy te presento este RETO uniéndome al desafío de la OMS para trabajar en reducir los índices de obesidad, educando y ayudando a quienes la padecen a conseguir una solución eficaz, viable y duradera hacia una vida saludable.

Bienvenido a tu nueva vida. Siéntate cómod@ y abróchate el cinturón, porque vamos a emprender este viaje juntos hacia el rescate de tu salud y tu calidad de vida. Así que prepárate para ¡activar tu metabolismo! y ¡encender tu laboratorio quema grasa!

¿Te atreves a asumir el reto?
Estoy segura de que el cambio ya comenzó
dentro de ti.
¡Créeme! ¡SÍ SE PUEDE!

Capítulo 2

La evaluación médico-nutricional, ¡el primer paso!

Previo al inicio de tu reto de las 6 semanas, es importante tomar en consideración un conjunto de elementos que tienen que ver con tu cuerpo y tu salud, y que implica saber cómo estás por dentro y por fuera.

La evaluación médica es fundamental

Antes de comenzar con tu reto –sobre todo si eres menor de 18 o mayor de 60 años–, te recomiendo hacerte un chequeo médico con tu doctor de confianza para conocer más sobre tu estado de salud y que podamos así descartar la posible presencia de enfermedades o condiciones médicas asociadas o no a tu aumento de peso. Este chequeo médico sirve para evaluar en conjunto no solo lo referente a tus medidas, peso, índice de masa corporal y porcentaje de grasa corporal y para saber si sufres o no de sobrepeso o de obesidad, sino también para saber más sobre tu estado de salud en general.

Tu médico seguro te pedirá los exámenes de laboratorio que considere pertinentes. Lo más común cuando evaluamos un paciente que consulta por obesidad o sobrepeso es solicitarle exámenes básicos como hematología completa, examen simple de orina y química sanguínea con niveles de azúcar, insulina y lípidos (colesterol y triglicéridos) en la sangre, entre otros indicadores.

En lo particular, a mí me parece importante en muchos casos pedir una curva de tolerancia glucosada con curva de insulina a 2 horas para poder descartar si existe o hay riesgo de hiperinsulinemia, síndrome metabólico o diabetes (sobre todo si hay obesidad abdominal o si el paciente tiene antecedentes familiares de alguna enfermedad endocrinometabólica). Incluso, cuando hay antecedentes de diabetes o de enfermedades de la tiroides, es muy importante pedir adicionalmente un perfil tiroideo completo pues son condiciones que pueden ser de alguna forma "hereditarias".

Las pacientes que sufren de obesidad, acné e hirsutismo (que es el exceso de pelo corporal en zonas donde no es común encontrar pelos en la mujer, como la barba, entre los senos, en la barriga, la espalda y tener una distribución romboidal excesiva del vello púbico) requieren de una mención especial ya que esta tríada puede ser indicativa de que la mujer tiene una condición médica llamada ovarios poliquísticos, en cuyo caso las pacientes necesitan acudir al ginecólogo.

El chequeo médico es muy importante porque tal vez luzcas y te sientas bien, y aunque no tengas mucho sobrepeso, podría suceder que en realidad padezcas de alguna alteración o cuadro clínico que no se perciba a simple vista y que quizás sea la causa de tu aumento de peso, o incluso de que tus intentos de bajar de peso hayan sido fallidos, probando toda dieta existente en la faz de la tierra sin obtener resultados. Además puede orientarte sobre si un tipo de plan nutricional es o no adecuado para ti.

Igualmente, si sufres de enfermedades cardíacas, hepáticas o renales debes consultar siempre a tu médico de confianza antes de iniciar cualquier cambio en tu alimentación y actividad física.

Aunque 90% o más de los casos de sobrepeso u obesidad se deben a un exceso en la ingesta calórica con poco gasto energético por sedentarismo, el otro 10% de los casos puede deberse a un desorden hormonal o metabólico, por lo que es importante diagnosticar o descartar esta posibilidad a través de la evaluación médica.

Como especialista en medicina estética y láser dermatoestético, me ha ocurrido que los pacientes vienen buscando mi ayuda por otras razones. Por ejemplo, manchas o arrugas faciales, una simple verruguita o caída del cabello, y a medida que voy avanzando en la consulta veo su imagen corporal general y observo si tiene "barriga grande" y caderas estrechas o si el cuello es grueso, y mientras conversamos noto que su trabajo le produce altos niveles de estrés. En casos así, con solo observar al paciente, por clínica, puedo presumir la raíz del asunto porque todo eso conduce a que, a través del metabolismo, la liberación excesiva de cortisol (la hormona del estrés) hace que aumente la circunferencia abdominal a expensas de la acumulación de grasa dentro del abdomen, e igualmente puede que se presente caída del cabello y envejecimiento prematuro de la piel. El problema de fondo a veces es más grande de lo que aparenta en la superficie, por ello te recalco tanto la importancia de consultar al médico. Incluso, cuando un paciente acude a mi consulta solo buscando un tratamiento de rejuvenecimiento, aun cuando no venga consultando por sobrepeso, siempre evalúo su estado nutricional y presto especial atención a sus hábitos alimenticios y a su nivel de actividad. Definitivamente, la mejor medicina que puede existir contra el envejecimiento es un estilo de vida saludable y un buen bloqueador solar.

Llegó el momento de la verdad: la antropometría

¿Cómo puedo saber si sufro de sobrepeso u obesidad?

Existen una serie de parámetros físicos conocidos como índices o parámetros antropométricos que evalúan ciertas medidas del cuerpo y nos pueden indicar cómo se encuentra nuestro estado general de salud a nivel nutricional, conocer si sufrimos de sobrepeso o de obesidad y medir nuestro riesgo de enfermar, por ejemplo, de la circulación, del corazón o del azúcar. Entre estos parámetros se destacan:

- Índice de masa corporal (IMC)
- Circunferencia de la cintura (CC)
- Índice cintura/cadera (ICC)
- Peso ideal para la talla, sexo y contextura física
- Porcentaje de grasa corporal (%GC)
- Circunferencia del cuello

Es muy fácil determinarlos. Comienza desde ya a tomar tus propias medidas en casa, yo te enseñaré cómo hacerlo. Todo lo que necesitas es:

- Una balanza o pesa
- Conocer tu talla o altura
- Un metro
- Una calculadora

¡Comencemos!

Índice de masa corporal (IMC)

Es el dato clave de estos parámetros según la Organización Mundial de la Salud (OMS) para saber si sufres realmente de sobrepeso o de obesidad.

Mide la relación entre tu peso (en kilos) y tu talla o altura, es decir, cuánto mides (en metros). Esta es la primera aproximación para saber si sufres o no de sobrepeso u obesidad. Y en caso de sufrir de obesidad nos permitirá clasificarla en grados para poder evaluar el riesgo que ello implica sobre tu salud.

Ahora bien, ¿cómo se calcula el IMC?:

$$IMC = Peso / Talla2$$

Es decir, dividiendo tu peso en kilos entre tu talla o estatura en metros al cuadrado. El resultado de esa operación matemática debes ubicarlo en alguna de las siguientes categorías:

Grados de obesidad

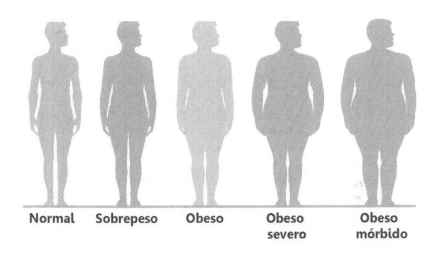

| Normal | Sobrepeso | Obeso | Obeso severo | Obeso mórbido |

Por debajo de 18,5 tienes bajo peso

Entre 18,5 - 24,9 tu peso es normal

Entre 25 - 29,9 tienes sobrepeso

Entre 30 - 34,9 tienes obesidad

Entre 30 - 34,9 tienes obesidad mórbida

Categorías de IMC según la Organización Mundial de la Salud (OMS)

Veamos un ejemplo: si pesas 70 kg y mides 1,65 m, tu IMC será:

$$70 / (1,65 \times 1,65) = 25,7 \ kg/m2$$

Al llevar este resultado a la tabla vemos que cae en la categoría "sobrepeso" porque se encuentra por encima del rango de peso normal saludable, que es entre 18 y 25.
Ahora hazlo tú:

Peso _____ / Talla _____ x Talla _____ =
_____ kg/m2

Ahora, ubica tu IMC en la tabla. ¿Qué te indica?

- ¡Atención! Si el resultado es mayor de 25 significa que estás comenzando a estar por encima del peso normal y que tienes sobrepeso, por lo tanto debes tomar las medidas necesarias para mejorar tu salud y prevenir la obesidad.
- Si tu resultado es mayor de 30, ¡alarma! Estás ya en rango de obesidad grado I y debemos comenzar un plan de ataque para volver a la normalidad, pues tu salud comienza a estar en riesgo.
- Pero si tu IMC es mayor de 40, ¡estamos en emergencia médica! Debes, además de iniciar tu reto, acudir al médico y ponerte en control ¡HOY!

Ahora bien, ¿qué pensarías si te digo que tener un IMC por debajo de 18,5 es casi tan peligroso como sufrir de obesidad? Si este es tu caso estás "bajo peso", y salvo que tu genética o tu profesión te obliguen a estar con un peso menor del recomendado por todos los estándares de salud, debes acudir al médico, sobre todo si has estado perdiendo peso de forma inexplicable o si no logras ganar peso a pesar de todos tus esfuerzos por intentarlo.

Hay personas que por genética son de contextura muy delgada y de bajo peso, pero deja que el médico decida si este es tu caso. ¡Evita autodiagnosticarte! Podrías estar dejando pasar desapercibida una condición médica importante como un hipertiroidismo o incluso un cáncer oculto, cuyo primer síntoma a veces puede ser solo la pérdida de peso sin razón aparente.

Es importante destacar que el IMC no es útil en caso de deportistas, modelos, bailarinas o bailarines de ballet, yoguis y fisicoculturistas, entre otros tipos de personas dedicadas a la actividad física permanente y profesional, ya que no evalúa el porcentaje de grasa corporal sino solo el peso y la talla de la persona. Por lo tanto, no discrimina casos como, por ejemplo, el peso de un fisicoculturista, el cual suele ser elevado por poseer mayor masa muscular que grasa corporal.

Circunferencia de la cintura (CC):

¿Las medidas ideales son 90-60-90? El 90-60-90 de las reinas de belleza definitivamente no lo es todo. Estas medidas, más que un cuerpo "perfecto", nos pueden dar señales importantes sobre nuestro estado de salud. Vamos a enfocarnos en la medida central: la circunferencia abdominal o circunferencia de la cintura. Con el metro, mide tu circunferencia abdominal, a la altura del ombligo(sin meter la barriga), y lleva el resultado a la siguiente tabla.

Mujer	Hombre	Riesgo *
Menos de 94 cm	Menos de 80 cm	Normal
Entre 94 - 102 cm	Entre 80 - 88	Riesgo Alto
Más de 102 cm	Más de 88 cm	Riesgo para la salud

* Riesgo aumentado de diabetes, hipertensión, colesterol e infarto cardíaco y cerebral

Categorías de riesgo para la salud de acuerdo al valor de circunferencia abdominal

¿Qué te indica? Si tu circunferencia abdominal es mayor que la recomendada, implica un riesgo para tu salud porque la grasa que se acumula en el abdomen es la más peligrosa, ya que está estudiado que aumenta la posibilidad de sufrir enfermedades endocrinometabólicas y cardiovasculares, como hipertensión arterial, accidentes cerebrovasculares (ACV o infartos cerebrales), infarto del corazón y diabetes.

Valores máximos de cintura saludables

Mujeres   Hombres

80 cm

94 cm

Es más común la acumulación de la grasa en las caderas.
Pero el abdomen puede aumentar después de la menopausia.

Índice cintura/cadera (ICC)

Ahora vayamos a la medida de la cadera para obtener el índice cintura-cadera (ICC), que es una relación entre las medidas de estas dos zonas de tu cuerpo.

Conocer este parámetro antropométrico nos permitirá clasificar la obesidad según la distribución de la grasa corporal. lo cual tiene una gran importancia a la hora de predecir el riesgo de sufrir complicaciones derivadas de la obesidad.

Existen dos tipos de obesidad según la distribución de la grasa corporal:

● Obesidad ginecoide, también conocida como "tipo pera", donde las caderas son más anchas que la cintura. Este tipo de obesidad se relaciona con el riesgo de sufrir de problemas circulatorios en las piernas y de dolores y artrosis de las articulaciones de los tobillos y las rodillas.

● Obesidad androide, también conocida como "tipo manzana", donde la circunferencia del abdomen es mucho más prominente que la circunferencia de las caderas, que incluso tienden a verse estrechas. Este tipo de obesidad se relaciona con un mayor riesgo de sufrir de hipertensión arterial, dislipidemias (elevación de colesterol y triglicéridos en la sangre), diabetes, infartos, accidentes cerebrovasculares y aumento de la mortalidad en general.

Clasificación de la obesidad según la distribución de la grasa corporal

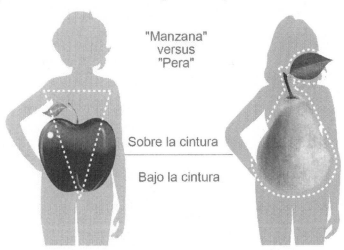

"Manzana"
versus
"Pera"

Sobre la cintura

Bajo la cintura

Para determinar el índice cintura/cadera, mide con el metro ahora la circunferencia de tus caderas en su zona más prominente. Ahora divide la medida de tu cintura (circunferencia abdominal) entre la medida de tu cadera:

ICC = Circunferencia de la cintura / Circunferencia de la cadera

Categorías de riesgo para la salud, por sexo, de acuerdo al valor de ICC

Clasificación de la obesidad según el ICC y el sexo:

- En mujeres > 0,9 obesidad androide (cuerpo tipo manzana).
- En mujeres < 0,9 obesidad ginecoide (cuerpo tipo pera).
- En hombres > 1 obesidad androide (cuerpo tipo manzana).
- En hombres <1 obesidad ginecoide (cuerpo tipo pera).

Mujer	Hombre	Riesgo
Más de 0.85	Más de 1	Muy alto
De 0.80 a 0.85	De 0.90 a 1	Alto
Menos de 0.80	Menos de 0.90	Bajo

Veamos un ejemplo: si la cintura de una persona mide 62 cm y sus caderas miden 87 cm:

62 cm / 87 cm = 0,7

Al llevar el resultado a la tabla vemos que no entra en los valores de riesgo. Ahora bien, si la cintura midiera 88 cm y la cadera 90 cm:

88 cm / 90 cm = 0,97

Si estamos hablando de una mujer, tendría un "riesgo muy alto" de sufrir alguna enfermedad endocrinometabólica o cardiovascular; de ser hombre, tendría un riesgo "alto", aunque un poco menor que el de las mujeres.

Ahora hazlo tú:

Circunferencia de la cintura _____ / Circunferencia
de cadera _____ = _____

Ahora ubica tu resultado en la tabla. ¿Qué te indica?

A manera de resumen, podemos relacionar ambos parámetros de esta manera:

Peso ideal para la talla, sexo y contextura física

Hablemos primero de la contextura física. Cuántas veces has escuchado

"Nunca podrás lucir flaco con esa contextura" o, lo contrario, "Cómo vas a verte 'musculoso' si eres de contextura delgada".

Cada cuerpo es diferente. Lo importante es que aprendas a conocerte y, sobre la base de tu realidad, trabajes para estar saludable y explotar todas tus potencialidades.

Ahora bien, ¿cómo puedes conocer tu contextura? Es realmente sencillo: divide tu estatura en centímetros entre la medida de la circunferencia de tu muñeca en centímetros. El resultado te dirá si eres de contextura pequeña, mediana o grande, según la siguiente tabla:

Categorías de contextura física por sexo

Contextura física	Hombres	Mujeres
Pequeña	>10,4	>11
Mediana	9,6 a 10,4	10,1 a 11
Grande	<9,6	<10,1

Vayamos al ejemplo: si una persona mide 152 cm y su circunferencia de muñeca 15 cm:

$$152 \text{ cm} / 15 \text{ cm} = 10,13$$

La contextura de esa persona sería "mediana".
Ahora hazlo tú:

Talla _____ / Circunferencia de muñeca _____

= _____

Otra manera indirecta de establecer la contextura de tu cuerpo es midiendo manualmente la circunferencia de tu muñeca, como indica la siguiente imagen:

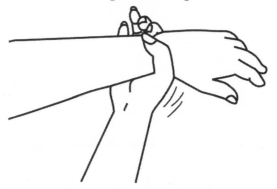

▶ Pequeña	▶ Mediana	▶ Grande
Si un dedo sobrepasa el otro, la contextura es pequeña.	Si los dedos se tocan, la contextura es mediana.	Si los dedos no se tocan, la contextura es grande.

Conociendo tu contextura y cruzándola en la siguiente tabla con tu talla (altura en metros), puedes conocer el peso ideal para tu talla, saber si tienes o no un "peso saludable" y ganarle la batalla a la excusa de "la genética".

¿Está usted en su peso ideal?

	MUJERES						HOMBRES					
	Pequeña		Mediana		Grande		Pequeño		Mediano		Grande	
Altura	Min.	Max.	Min.	Max.	Min.	Max.	Min.	Max.	Min.	Max.	Min.	Max.
1.50	45.0	47.2	46.1	50.6	47.2	52.9	45.0	50.2	48.4	55.4	50.6	56.2
1.52	46.2	48.5	47.4	52.0	48.5	54.3	46.2	51.5	49.7	56.9	52.0	57.8
1.54	47.4	49.8	48.6	53.4	49.8	55.7	47.4	52.9	51.0	58.4	53.4	59.3
1.56	48.7	51.1	49.9	54.8	51.1	57.2	48.7	54.3	52.3	59.9	54.8	60.8
1.58	49.9	52.4	51.2	56.2	52.4	58.7	49.9	55.7	53.7	61.5	56.2	62.4
1.60	51.2	53.8	52.5	57.6	53.8	60.2	51.2	57.1	55.0	63.0	57.6	64.0
1.62	52.5	55.1	53.8	59.0	55.1	61.7	52.5	58.5	56.4	64.6	59.0	65.6
1.64	53.8	56.5	55.1	60.5	56.5	63.2	53.8	60.0	57.8	66.2	60.5	67.2
1.66	55.1	57.9	56.5	62.0	57.9	64.8	55.1	61.4	59.2	67.8	62.0	68.9
1.68	56.4	59.3	57.9	63.5	59.3	66.3	56.4	62.9	60.7	69.5	63.5	70.6
1.70	57.8	60.7	59.2	65.0	60.7	67.9	57.8	64.4	62.1	71.2	65.0	72.3
1.72	59.2	62.1	60.6	66.6	62.1	69.5	59.2	66.0	63.6	72.8	66.6	74.0
1.74	60.6	63.6	62.1	68.1	63.6	71.1	60.6	67.5	65.1	74.5	68.1	75.7
1.76	62.0	65.0	63.5	69.7	65.0	72.8	62.0	69.1	66.6	76.3	69.7	77.4
1.78	63.4	66.5	65.0	71.3	66.5	74.5	63.4	70.7	68.1	78.0	71.3	79.2
1.80	64.8	68.0	66.4	72.9	68.0	76.1	64.8	72.3	69.7	79.8	72.9	81.0
1.82	66.2	69.6	67.9	74.5	69.6	77.8	66.2	73.9	71.2	81.6	74.5	82.8
1.84	67.7	71.1	69.4	76.2	71.1	79.6	67.7	75.5	72.8	83.4	76.2	84.6
1.86	69.2	72.7	70.9	77.8	72.7	81.3	69.2	77.1	74.4	85.2	77.8	86.5
1.88	70.7	74.2	72.5	79.5	74.2	83.1	70.7	78.8	76.0	87.0	79.5	88.4
1.90	72.2	75.8	74.0	81.2	75.8	84.8	72.2	80.5	77.6	88.9	81.2	90.3
1.92	73.7	77.4	75.6	82.9	77.4	86.6	73.7	82.2	79.3	90.8	82.9	92.2
1.94	75.3	79.0	77.2	84.7	79.0	88.4	75.3	83.9	80.9	92.7	84.7	94.1

Porcentaje de grasa corporal (%GC)

●●●●●●●●●●●●●●●●●●●●●●●●●●●●●●●●●●●

¿Conoces la importancia de la medición de tu porcentaje de grasa corporal? No todo lo que brilla es oro... y no todo lo que pesa es grasa.

●●●●●●●●●●●●●●●●●●●●●●●●●●●●●●●●●●

Y llegó la hora de romper viejos paradigmas. Ya tenemos claro que la contextura, vinculada con la talla y el peso de cada quien, nos puede indicar si tenemos o no un peso saludable. Pero, ¡ojo!, no todo es cuestión de peso, así que ¡deja la obsesión por pesarte todos los días!

Es importante aclarar que el peso corporal se compone tanto de masa magra (músculos) como de masa grasa. No será lo mismo si tu peso proviene de tus músculos desarrollados, sanos y firmes, que de la acumulación de grasa en tu cuerpo. Por eso, aún nos falta calcular tu porcentaje de grasa corporal (%GC).

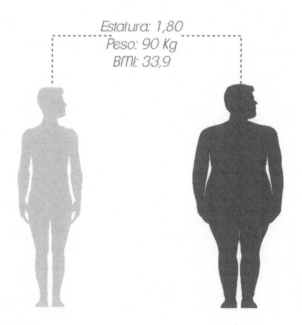

Estatura: 1,80
Peso: 90 Kg
BMI: 33,9

Primero, debes saber que hay personas delgadas que tienen muy poca masa muscular y, en cambio, tienen un alto porcentaje de grasa corporal. Eso significa que, aunque se vean flacos, son considerados "obesos". ¡Sí, una persona flaca también puede ser obesa! Pero, ¡CUIDADO!, ¡tener menos porcentaje de grasa del recomendado es también peligroso!

En la tabla que ves a continuación encontrarás el porcentaje de grasa corporal normal según el sexo.

Categorías de %GC por sexo

	Mujeres	Hombres
Grasa esencial	10–13%	2–5%
Deportistas	14–20%	6–13%
"En forma"	21–24%	4–17%
Valor normal	25–31%	18–24%
Obesidad	Más de 32%	Más de 25%

La grasa esencial es el mínimo de grasa que nuestro cuerpo necesita para mantener un estado óptimo de salud. Las hormonas sexuales y las membranas celulares, entre otros, necesitan de la grasa para producirse y mantenerse; por ello, tener un menor porcentaje de grasa corporal puede ser tan perjudicial para la salud como sufrir de obesidad, pues se debilita el sistema inmunológico, se puede ser más propenso a sufrir infecciones e incluso la baja en hormonas sexuales puede conducir a infertilidad. Cuando una mujer alcanza porcentajes de grasa inferiores al 10% puede llegar a perder la menstruación.

¿Flacos obesos?

La expresión "flacos obesos", aunque suene a paradoja, es una posibilidad. Veámoslo con un ejemplo: supongamos que eres una mujer delgada y que tienes un IMC considerado como "saludable" (entre 18 y 25), es decir que, de acuerdo a tu altura, contextura y peso, estás dentro de los valores considerados como normales, pero te sientes "fofa" y con un poco de barriguita. Un día decides ir a la consulta de medicina estética para resolver la flacidez y la grasita localizada. En la evaluación te toman todas tus medidas y te dicen: "Tu porcentaje de grasa corporal está en 32. ¡Tienes obesidad!".

¿Será esto posible? Seguramente te preguntarás: "¿Cómo puedo ser obesa si estoy delgada?". Te tengo noticias: ¡es posible! En este caso hablamos de obesidad a expensas del porcentaje de grasa corporal y no del peso, lo que puede ser igualmente peligroso para la salud, en especial si la grasa se acumula predominantemente en el abdomen.

¿Cómo medimos el porcentaje de grasa corporal? (%GC)

Generalmente, el %GC se mide por la técnica de bioimpedancia con un aparato que genera una corriente eléctrica que recorre el cuerpo y, a través de cálculos y relaciones, determina la densidad de grasa, de músculo, de hueso e, incluso, el porcentaje de agua corporal. Esto puedes hacerlo en algunos centros de salud, incluso en farmacias que disponen de equipos portátiles para tal fin.

Sin embargo, no es un método muy exacto y requiere que estén dadas siempre las mismas condiciones para que las medidas sean fidedignas (por ejemplo, hacer la medición a primera hora de la mañana; en el caso de las mujeres, no estar en etapa premenstrual o con la menstruación; depende también de la humedad de la piel del paciente, el grado de hidratación y la temperatura de la habitación, entre otros factores), por lo cual no es mi método favorito.

Otro de los métodos que se emplean en la consulta nutricional para evaluar el porcentaje de grasa corporal es la medición de los pliegues cutáneos usando un aparato especial llamado plicómetro.

Es una técnica relativamente exacta que requiere de un buen entrenamiento para poder aplicarla.

Ahora bien, las dos técnicas que te acabo de mencionar son de uso profesional (en consulta); sin embargo, para que tú misma puedas de inmediato calcular y descubrir tu porcentaje de grasa corporal y saber si sufres de obesidad por exceso de grasa corporal (y no solo por tu peso), te voy a enseñar un método muy sencillo que podrás aplicar en casa. Solo necesitarás conocer:

- Circunferencia de tu cintura (CC)
- Edad
- Sexo

¡Vamos! ¡Agarra de nuevo tu calculadora, papel y lápiz! Para medir el porcentaje de grasa corporal usarás ecuaciones simples, como las que te enseñaron en el colegio. Debes saber que el cálculo es diferente en hombres y mujeres. De antemano te pido que no te asustes, porque cuando veas las ecuaciones seguro pensarás: "Ok, la doctora Klara se volvió loca; yo con esos números no puedo". Pero estoy segura de que sí podrás. Después de practicar con algunos ejemplos verás que es muy fácil, así que, ¡herramientas básicas en mano!

Podrás saber tu porcentaje de grasa corporal con una fórmula conocida como la fórmula de Deurenberg y colaboradores, que permite calcular el porcentaje basado en la circunferencia de la cintura ajustado por edad. La fórmula es diferente para hombres y mujeres. A continuación te las presento:

Mujeres:
% grasa corporal = (0,439 x CC cm) + (0,221 x edad) − 9,4

Hombres:
% grasa corporal = (0,567 x CC cm) + (0,101 x edad) − 31,8

Ahora veamos algunos ejemplos:

Cálculo del %GC en mujeres

Ejemplo: Mujer de 40 años de edad con 90 centímetros de circunferencia de la cintura.

Cálculo:
%GC = (0,439 x CC cm) + (0,221 x edad) – 9,4
%GC = (0,439 x 90) + (0,221 x 40) - 9,4
%GC= 39,51 + 8,84 - 9,4 = 38,95%

Resultado:
Esta mujer tiene un %GC de 38,95%. Lo cual significa que sufre de "obesidad a expensas del porcentaje de grasa corporal".

Claro que debemos evaluar otros parámetros, como su contextura, IMC, peso ideal para la talla y el sexo. Pero recordemos que ya con solo la medida de la circunferencia de la cintura tan por encima del valor normal para una mujer, que es 80 centímetros, podemos tener una idea clara del nivel de riesgo que tiene de enfermar, que en este caso es "MUY ALTO".

Cálculo del %GC en hombres

Ejemplo: Hombre de 45 años de edad con una circunferencia de la cintura de 110 centímetros.

Calculo:
%GC = (0,567 x CC cm) + (0,101 x edad) - 31,8
%GC = (0,567 x 110 cm) + (0,101 x 45) - 31,8
%GC = 62,37 + 4,54 - 31,8 = 35,11%

Resultado:
Este hombre tiene un %GC de 35,11%. Podemos decir que sufre de "obesidad a expensas del porcentaje de grasa corporal".

Es importante recordar y destacar que una circunferencia de la cintura mayor de 94 centímetros en un hombre se considera de alto riesgo para su salud. En este caso estamos hablando de 110 centímetros con un %GC de 35,11%, por lo tanto, este paciente entra dentro de la clasificación de "MUY ALTO RIESGO" de sufrir de enfermedades cardiovasculares, síndrome metabólico y diabetes, y sería recomendable tomar acciones inmediatas en cuanto al control del peso y enfocarnos más en la disminución de su circunferencia de la cintura relacionada con el porcentaje de grasa corporal.

Circunferencia del cuello

Y finalmente llegamos a la medición del sexto y último parámetro antropométrico.

Con la ayuda de un metro mide la circunferencia de tu cuello a la altura de su tercio superior.

Circunferencia del cuello: _____

Si es mayor de 35 en mujeres o de 39 en hombres significa que sufres de obesidad cervical, un tipo de obesidad que puede estar presente incluso con una circunferencia de la cintura normal y que se asocia frecuentemente a mayor riesgo de sufrir de hipertensión arterial, enfermedades del corazón, resistencia a la insulina, diabetes y de apnea obstructiva del sueño (una condición que produce el cierre de la orofaringe –garganta– y cese temporal de la respiración durante el sueño por más de 10 segundos).

Quienes sufren de esta condición refieren una disminución de la calidad del sueño, pues el cuerpo reacciona con la producción de un ronquido para poder superar el problema de entrada de aire y de disminución del oxígeno en la sangre por la obstrucción temporal del paso del aire, lo que ocasiona despertar varias veces durante la noche, impidiendo que el sueño sea profundo y reparador.

Estos episodios suelen repetirse frecuentemente durante la noche, conduciendo a la pereza para despertarse y a que habitualmente durante el día el paciente sienta una gran somnolencia, dificultad para concentrarse, confusión, dolores de cabeza, fatiga y deterioro cognitivo.

Una circunferencia del cuello aumentada se asocia mucho más directamente al aumento de la grasa visceral (es decir, a la grasa que se acumula dentro de nuestro abdomen y tórax) y no solo a la que se encuentra debajo de la piel, siendo esta acumulación de grasa "interna" considerada de mucho mayor riesgo que la grasa acumulada visiblemente localizada.

¿Que parezco una qué? Tipos de cuerpos

Otro aspecto no determinante, pero sí importante, es el tipo de cuerpo que tengas, lo cual complementa el contexto de las mediciones realizadas. Con todo esto estoy segura de que ya comienzas a entender mejor tu estructura corporal. Eso te permite tomar conciencia de cuál es tu morfología y, a partir de ahí, comprender cómo puedes verte bien utilizando los parámetros de tu propio cuerpo.

Como te habrás dado cuenta, existen diferentes tipos de cuerpo:

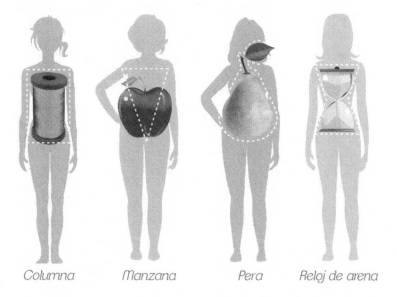

Columna   Manzana   Pera   Reloj de arena

Es importante aclarar que el que tu tipología coincida con alguna de estas formas no es ni "bueno" ni "malo" para la salud, son simplemente tipologías y todos los cuerpos pueden verse bien y saludables. Lo importante es que comiences a comprender, aceptar y querer tu cuerpo, sin anhelar convertirte en quien no eres. Entre mis pacientes conozco a gran cantidad de mujeres y hombres con diferentes morfologías (verás algunos de sus testimonios al final del libro). Lo importante es que cada quien, en su estilo, ha logrado lucir el cuerpo que desea, y lo más valioso: ¡sentirse saludables siendo ellos mismos! Ahora es tu turno de aceptarte, entenderte, quererte, medirte y asumir tu reto de las 6 semanas.

Ahora que conoces la importancia de las medidas de tu cuerpo ,has comenzado el camino correcto para cuidarlo. A partir de ahora, la mejor medida será tu propia ropa. A veces solo bajas unos gramos, o incluso pudieras no bajar de peso, pero si tu circunferencia abdominal se reduce en centímetros, vas por muy buen camino y lo notarás en el huequito de la correa y en lo flojo que te queda el pantalón. Lo verás también en el espejo y en la mejoría de tu estado de ánimo.

La idea es ir sustituyendo la grasa corporal por masa muscular, y esto puede llegar a implicar, en algunos casos, incluso un aumento de peso, pero siempre que haya una disminución del porcentaje de grasa corporal, eso se traducirá en una disminución de tus medidas, como le ocurrió a mi amiga y paciente Ángela Oraa, quien finalmente comprendió que lo importante es cómo te ves y no cuánto pesas. Hoy día ya no me enloquece preguntándome mil veces, angustiada: "¿Por qué no bajo de peso?".

Y ahora, ¿para qué sirve toda esta información?

Seguro a estas alturas te estarás preguntando: ¿qué hago con los resultados de todos estos indicadores?, ¿qué pasa si sufro de sobrepeso o de obesidad, o si tengo un alto índice de grasa corporal?, ¿para qué me sirven estas medidas?, ¿qué hago con ellas?

● Primero que todo, nos sirven para establecer un DIAGNÓSTICO claro de nuestra situación actual, para saber si sufrimos de sobrepeso u obesidad y para conocer la gravedad de nuestro caso.

● Adicionalmente nos sirven para establecernos un PRONÓSTICO. Son vitales para evaluar el riesgo que tenemos de enfermar, bien sea del corazón, de diabetes e incluso de artrosis en las rodillas, o más grave aún, de cáncer, si no tomamos las acciones pertinentes y asumimos el RETO de apostarle a nuestra SALUD.

● Son el motor para encontrar una MOTIVACIÓN mayor que solo perder peso para vernos mejor, lucir un vestido en una fiesta o tener un cuerpo de playa en las vacaciones. Ahora que sabes a lo que te arriesgas si tienes obesidad, una circunferencia de la cintura con más centímetros de los recomendados o un porcentaje de grasa corporal muy alto, seguro tu mayor motivación será RECUPERAR TU SALUD, AUTOESTIMA Y CALIDAD DE VIDA.

● Nos permitirán evaluar objetivamente los RESULTADOS de nuestro programa de pérdida de peso. No existe nada más emocionante y motivador que ir plasmando por escrito nuestros logros, por muy pequeños que sean.

Te invito desde YA a anotar tus medidas
y todos los indicadores antropométricos que
ya calculamos en la siguiente tabla
de CONTROL Y SEGUIMIENTO.

Durante el transcurso de las próximas 6 semanas,
te guiaré paso a paso para que logremos alcanzar
tu meta juntos: ¡6 KILOS DE GRASA MENOS
EN 6 SEMANAS! ¡SÍ SE PUEDE!

Seguimiento de resultados
Control de peso e índices antropométricos

Situación actual		Meta
Peso de inicio	Peso a alcanzar	
Talla (estatura)	Fecha	
Fecha de inicio	Kilos a perder por semana	1 kg / Semana

Índices antropométricos	Inicio	Semana 1	Semana 2	Semana 3	Semana 4	Semana 5	Semana 6	RESULTADOS
Fecha								
Peso								
Variación de peso								
IMC								
Circunferencia cintura								
Variación cintura								
Circunferencia Cadera								
Variación cadera								
Índice C/C								
% grasa corporal								
Variación %GC								
Circunferencia cuello								
Variación cuello								

Es una herramienta excelente para recuperar nuestra capacidad de ver nuestra "IMAGEN CORPORAL REAL", que muchas veces no se corresponde con nuestra "autoimagen" o la representación mental de nosotros mismos. Ocurre frecuentemente que en el camino dudamos sobre si lo estaremos haciendo bien y a veces nos desmoralizamos porque la balanza una semana no se movió nada o solo bajamos 100 gr. Te ves al espejo todos los días a cada minuto, de frente, de espalda, de perfil... te tocas el abdomen y dices "¡Dios, no he bajado nada! ¡Algo estoy haciendo mal!" Y te desanimas...

Tú te ves al espejo y es difícil que de esta forma puedas notar los pequeños cambios que a diario van ocurriendo en tu cuerpo, pero cuando te pesas al finalizar la semana, ¡eureka! Descubres que bajaste dos centímetros de cintura... o más... Y allí comienzas entonces a decirte: "Wow, parece que no lo estoy haciendo del todo mal", y yo te diré la buena noticia: si tus medidas se reducen y tu peso no, es lo mejor que te puede pasar en la vida y significa que ¡LO ESTÁS HACIENDO SÚPER BIEN! Esto se debe a que estás recuperando tu masa muscular y estás perdiendo grasa corporal, que es nuestro principal objetivo. Recuerda que el músculo pesa mucho más que la grasa, así que ten siempre esto en mente antes de decidir abandonar y tirar la toalla.

No desfallezcas por la subjetividad y por la ansiedad de pretender ver resultados ultrarrápidos. ¡Sigue adelante! Te prometo que vas bien. ¡Tu reto de las 6 semanas Sí funciona!

DARTE CUENTA de lo que significa sufrir de obesidad permite comprender el riesgo que ello implica... Y todo esto invariablemente nos lleva a la TOMA DE CONCIENCIA de nuestra situación actual y a comprender e incluso a sentir la necesidad de buscar ayuda. Y aquí quería llegar. Este es el paso crucial que te permitirá enfocarte más fácil y tener éxito a la hora de asumir tu reto de las 6 semanas. Este es ese "clic mental" del que te hablaba al inicio que te permitirá tomar la decisión de finalmente decirte con compromiso y total convicción:

¡ACEPTO EL RETO!

Capítulo 3

Los 10 mandamientos del reto de las 6 semanas

Para comenzar el gran reto es importante que tengas claro este decálogo que he preparado para ti, que más que tipsson hábitos fundamentales que han de formar parte de tu nuevo estilo de vida.

La buena noticia es que cuando haces ese "clic mental" y decides asumir el compromiso personal contigo al decirte "ACEPTO EL RETO" ya tienes más de la mitad de la batalla ganada, porque todo en la vida es cuestión de tomar decisiones, y si sumado a ello sigues al pie de la letra el decálogo del reto de las 6 semanas que te presento a continuación, ¡tu ÉXITO está ASEGURADO!

1. Come un mínimo de 3 veces al día... y mucho mejor si son 5 veces

Lo ideal es volver al ritmo de cuando éramos bebés y comer cada 3 o 4 horas, ingiriendo 5 o 6 comidas al día, que consistan en 3 comidas principales y 2 meriendas. Créeme: ¡matarte de hambre no es la solución!

Comer de esta forma mantiene tu metabolismo acelerado y evita que los nutrientes se acumulen en tu cuerpo en forma de grasa, además evita que venga la ansiedad y/o que un ataque de hambre te agarre fuera de base con el estómago vacío, lo cual haría que quisieras comer "todo lo que te encuentres en el camino" (seguramente alguna vez te habrá sucedido).

¿Cómo ocurre esto? Cuando pasamos largas horas sin comer acumulamos insulina en nuestro páncreas. La insulina, que es una hormona que habitualmente se libera progresivamente después de ingerir alimentos, es la responsable de bajar el azúcar en la sangre y mantenerla dentro de límites normales. Esta hormona es como la llave que abre las puertas de las células de nuestro cuerpo para permitir la entrada del azúcar en ellas y así bajar los niveles azúcar cuando acabamos de comer. Además es, entre otras de sus funciones, una hormona lipogénica, lo cual quiere decir que sintetiza y "guarda grasa" principalmente cuando ingerimos alimentos en exceso con predominio de carbohidratos simples (azúcares) y grasas.

Ahora bien, cuando pasamos más de cuatro horas sin ingerir ningún tipo de alimento, y más aún cuando ayunamos, el cuerpo lo interpreta como un "estado de emergencia" por la falta de suministro de energía, y la insulina, que continuamente se está produciendo, se va acumulando en el páncreas. Cuando volvemos a comer esta gran cantidad de hormona acumulada se libera "de golpe", haciendo que gran parte de lo que comamos se convierta en GRASA, lo que provoca la aparición de adiposidades localizadas o, peor aún, la acumulación de grasa en las arterias, que puede obstruirlas provocando aterosclerosis y a largo plazo conducir a infartos o accidentes cerebrovasculares (ACV), especialmente si se trata de una comida abundante, alta en carbohidratos simples (azúcares) y grasas no saludables.

Así, al cambiar el mal hábito de pasar hambre por el de comer de forma equilibrada, cada tres horas aproximadamente, se producen varios efectos favorables: mantienes la insulina equilibrada y "a raya", sin picos abruptos que te "ayuden a guardar grasa donde no deseas"; no tienes tiempo de sentir realmente ataques de hambre; aceleras tu metabolismo y quemas calorías comiendo.

¿Cómo? Con el *poder termogénico de los alimentos*, que es la cantidad de calor que tu cuerpo genera para digerir y asimilar los alimentos que consumes. Este esfuerzo que tu cuerpo hace cada vez que comes, por decirlo de alguna manera, te hará quemar calorías adicionales en reposo. Así estarás quemando calorías por el simple hecho de digerir las proteínas, grasas y carbohidratos de tus comidas habituales.

Eso sí, aclaremos que estamos hablando de 5 o 6 comidas conscientemente equilibradas con suficientes proteínas, moderadas en carbohidratos y bajas en grasas dañinas. No de 5 o 6 hamburguesas, waffles con chocolate, fritos o platos de pasta al día, ¿me explico?

2. Desayuna todos los días

Ahora que tomaste conciencia de que la insulina se acumula en el páncreas tras largos períodos sin comer, comenzarás a comprender lo que implica saltarte el desayuno luego de ocho horas de sueño, por el riesgo de que la próxima comida se convierta en grasas y se acumule en tu cuerpo, sobre todo si esa comida es alta en carbohidratos simples y grasas saturadas (más adelante te contaré de ellos).

El ayuno, sobre todo cuando es prolongado, representa un estado de estrés fisiológico en el que tu cuerpo genera adicionalmente un aumento en la producción de cortisol, una hormona esteroidea que, entre otras cosas, favorece el incremento del nivel de azúcar en la sangre, aumentando el riesgo de sufrir de diabetes. Por lo tanto,

insulina + cortisol = acumulación de grasa abdominal

El cortisol, llamado la "hormona del estrés", es secreto por las glándulas suprarrenales que se encuentran ubicadas sobre nuestros riñones y que tienen múltiples funciones, entre las que se destacan modular la reacción natural de "lucha o huida" ante cualquier situación de peligro que detecte nuestro cuerpo y ayudar a mantener el nivel de azúcar en la sangre activando la liberación de insulina.

Ya sabes: esto de no desayunar, pasar largas horas sin comer, sumado al consumo excesivo de azúcares y grasas malas puede propiciar condiciones de riesgo de padecer enfermedades cardiovasculares (hipertensión arterial, arteriosclerosis, infarto del miocardio, enfermedades endocrinometabólicas, hiperinsulinemia, intolerancia a la glucosa y diabetes, principalmente).

3. No te saltes comidas

Cuando te saltas alguna comida, tu cuerpo —que es muy sabio— se ve obligado a sacar energía de donde sea, y si no le das alimentos justo cuando necesita combustible, el primer sitio a donde va a buscarlo es en tu masa muscular (y no en la grasa).

Así, si comes a deshoras y/o te saltas las comidas frecuentemente, por ejemplo si tomas solo café a lo largo de la mañana y almuerzas a las 3 o 4 de la tarde, o peor aún, solo haces una comida al día y no haces ejercicios, acabarás con tus músculos. Y eso no es lo más grave, sino que la grasa permanecerá intacta o, incluso peor, crecerá, acumulándose más y más en todo tu organismo (principalmente en tu abdomen y cuello, además de tu hígado y tus arterias coronarias, que son las encargadas de nutrir tu corazón). A todo esto súmale lo que ocurre cuando no desayunas; ¿recuerdas lo de la insulina? ¡Pendiente entonces, que ya es hora de comer!

4. La sudadita del día (la clave está en el músculo)

Es cuestión de matemáticas: si ingresa más de lo que gastas hay una ganancia, que en este caso no será económica, sino de grasas y peso.

¡Eso no es lo que queremos! Por esto, para lograr resultados definitivos no basta con que cambies tus hábitos alimenticios, sino que también tienes que incrementar tu actividad física para quemar las calorías y la grasa acumulada en tu cuerpo. Hay diferentes maneras de ejercitarte; mi recomendación es que practiques un tipo de ejercicio que aumente tu masa muscular ya que, desde un punto de vista metabólico, el músculo es mucho más activo que la grasa corporal, lo que quiere decir que te ayudará a quemar calorías, incluso mientras duermes.

Para recuperar tu masa muscular, los ejercicios con pesas son los más recomendados, en especial los entrenamientos tipo HIT (siglas en inglés de *High Intensity Training* o entrenamiento de alta intensidad), como lo es, por ejemplo, la modalidad súper lenta de ejercicios con cargas moderadas, en secuencias lentas y largas.

Estos entrenamientos anaeróbicos de alta intensidad buscan llevar al músculo al "fallo muscular", es decir, a esa última repetición que parece imposible y que, con la ayuda de un entrenador personal, sí puedes lograr. Así se trabajan grupos musculares de forma integral y se logra un progreso mucho más rápido en cuanto a recuperación de la masa y el tono musculares, ayudando a combatir de forma mucho más rápida la tan temida flacidez. Recuerda además que hacer ejercicios no solo te ayuda a quemar grasas y a bajar de peso. Como beneficio adicional, también mejora la resistencia y salud cardiovascular, además de estimular la producción de endorfinas, que son hormonas naturales que provocan sensación de placer y bienestar en el cuerpo.

Y por si fuera poco, la práctica regular (mínimo dos veces por semana) de ejercicios de fuerza (pesas) mejora la sensibilidad de los receptores de la insulina en la célula muscular. Estos receptores son como "la cerradura" donde debe entrar la "llave" (es decir, la insulina) para permitir el paso del azúcar de la sangre dentro de las células, lo que traerá como beneficio adicional que los niveles de azúcar en la sangre se mantengan estables y que se conserve y/o incremente la masa muscular, tonificando y haciendo más contorneado tu cuerpo.

5. Duerme antes de las 12 de la noche

El dormir temprano contribuye a que el cuerpo produzca sus hormonas de manera regular. Una de las más importantes es la hormona del crecimiento, la cual tiene un pico de liberación alrededor de las 3:00 a.m. Esta hormona no solo promueve el crecimiento en las etapas iniciales de la vida, sino que influye en el mantenimiento de las funciones vitales del organismo adulto, regula la secreción de otras hormonas, favorece la regeneración celular y tiene la capacidad de activar el metabolismo al promover la lipólisis o degradación de las grasas.

En consecuencia, ¿imaginas lo que le ocurre a tu cuerpo cuando lo acostumbras a no desayunar y a dormir tarde, con frecuencia?

Insulina acumulada + cortisol - hormona
de crecimiento = obesidad abdominal

Esto puede ocurrir aun cuando tu consumo total de calorías

sea menor al que normalmente se recomienda ingerir diariamente según tu edad, talla y sexo.

Por ello es muy importante no solo tener una alimentación equilibrada y realizar actividad física. También hay que darle reposo al cuerpo para que pueda regenerarse adecuadamente, evitar la acumulación de grasa indeseable y el envejecimiento prematuro.

6. Aumenta el consumo de líquidos, ¡toma mucha agua!

Es importante saber que aproximadamente 70% del cuerpo es agua y que los riñones lentifican sus funciones de depuración si no se la consume habitualmente. Un adulto promedio necesita cada día unos 50 cc de agua por kilo de peso corporal; esto significa que, si pesas 70 kilos, tu cuerpo necesita 3,5 litros de agua diariamente, de los cuales la mitad viene de los alimentos ingeridos y la otra mitad debe ser consumida, preferiblemente como agua natural.

En este sentido, es muy conocida la recomendación de tomar ocho vasos de agua al día, ya que este consumo de agua incrementa significativamente el gasto calórico de nuestro metabolismo. Siendo así, si eres de las personas que no acostumbran beber ni un vaso de agua al día, el tener que tomar ocho diarios como requisito para adelgazar puede resultar un cambio muy drástico. Por ello, siempre recomiendo aumentar la ingesta de agua de manera progresiva, comenzando con un vaso e intentando, poco a poco, llevarlo a cuatro al día. Por supuesto, si puedes consumir más, pues mucho mejor.

Te reto a que aumentes tu consumo de agua hasta que se convierta en un hábito. ¿Cómo? A partir de ahora comienza a beber un vaso más de agua del que acostumbras regularmente cada semana hasta llegar a la meta de seis a ocho vasos de agua al día. O mejor aún, haz el cálculo de tus necesidades individuales de agua:

Necesidades de agua diarias (en litros) = tu peso en kilos x 50 cc / 2= _____ / 1000

7. Cero frutas y lácteos los primeros 15 días

Para muchos este puede ser un tema muy controversial, y algunos hasta me critican esta recomendación. Quiero aclarar y hacer énfasis en que es *solo por 15 días*, pues las frutas son súper saludables y vitales para una alimentación equilibrada. Sin embargo, las frutas contienen grandes cantidades de fructosa, un carbohidrato simple que, al consumirlo, pasa a la circulación más rápido que los carbohidratos complejos. Por esta razón tienen mayor capacidad de despertar la liberación de insulina y, en consecuencia, su acumulación en el organismo. Cuando se sufre de obesidad con adicción por los carbohidratos e hiperinsulinemia ode diabetes tipo 2 (no dependiente de insulina), esta breve restricción en el consumo de frutas por 15 días, en mi experiencia clínica, ha sido beneficiosa para equilibrar mucho más rápido los niveles de insulina y de azúcar en la sangre, evitando los típicos ataques de ansiedad vespertinos que desatan ansias de comer carbohidratos y/o dulces hacia las últimas horas de la tarde, o incluso en las noches.

Solo en caso de extrema necesidad puedes consumir frutas en los primeros 15 días de tu reto, pero para eso es importante elegir las de bajo índice glucémico, como manzanas, fresas, cerezas, kiwi o melón, por ejemplo. Lo ideal es suprimirlas por completo, porque en mi experiencia la pérdida de peso y de grasa corporal se acelera al cumplir esta premisa y ver resultados rápidos es muy motivador y estimulante para seguir adelante.

Por otro lado, los productos lácteos, sobre todo el queso de vaca, suelen ser ricos en grasas y colesterol. Puede producirse en algunas personas intolerancia alimentaria (específicamente a la lactosa o azúcar de la leche) causando diarrea (evacuaciones líquidas) al consumir cualquier alimento que contenga leche o, en casos menos evidentes, flatulencias (gases) y cierto malestar o molestia estomacal, además de otras reacciones que médicamente aún no están tan esclarecidas, pero se plantea que de algún modo funciona como un alérgeno (es decir, una sustancia que puede provocar una reacción alérgica). Además, pueden impedir la metabolización (reducción) de las grasas. Y aunque no hay un estudio científico definitivo que aclare lo que ocurre realmente, en la experiencia clínica con mis pacientes, mis hijos y en mi propio cuerpo he observado que al consumir leche, quesos y productos derivados de la vaca, la piel se pone descamativa, en ocasiones con manchitas como difusas algo blanquecinas, y aumentan las secreciones respiratorias produciendo rinorrea (mucosidad en la nariz) y tos nocturna (sobre todo en los niños), que desaparece a entre los 7 y los 15 días de haber suspendido los lácteos.

¿Quieres saber si sufres de algún malestar o intolerancia alimentaria? Visita a un alergólogo para que te practique las pruebas pertinentes de alergia alimentaria o ASUME EL RETO: suspende los lácteos por 15 a 21 días, ve cómo cambian tu piel y tu cuerpo, descubre cómo te sientes pasado este tiempo y decide de forma consiente si los suspendes de por vida o, si por el contrario, no sientes ningún cambio. También puedes asumir el malestar que te producen y seguirlos consumiendo. Al final, es tu elección.

¡Ah!, y no te preocupes: no te va a pasar nada por suprimir frutas y lácteos de tu alimentación solo por 15 días; muchos de estos nutrientes están en los vegetales y en otros alimentos que consumirás regularmente.

Te prometo que nadie se ha muerto jamás de una deficiencia de leche de vaca. Y si lo que te asusta es que puedas tener falta de calcio y se afecten tus huesos, te cuento que el yogurt griego, las almendras y el brócoli, entre otros muchos alimentos, pueden proveerte mucho más del calcio necesario para mantener tus huesos sanos y fuertes.

8. Reconcíliate con la comida

Basta de pelearte con la comida... Bien reza un dicho por allí: "Lo que resiste, persiste". Mientras estés en conflicto "tú contigo" te la pases peleando con lo que comes, difícilmente lograrás mantener la pérdida de peso.

Un mito muy frecuente es pensar "Todo lo que me gusta es inmoral, ilegal o engorda". ¡Esto es totalmente falso! En tu reto de las 6 semanas te voy a enseñar que comer rico puede ser saludable y, más importante aún, *que comer saludable no tiene por qué ser insípido o aburrido*, lo cual te permitirá ganarle la batalla a tu peso. ¡Ganar salud! No debes dejar a un lado uno de los grandes placeres de la vida: comer, y ¡comer bien!

Recuerda la premisa de Hipócrates, el padre de la medicina: "Que el alimento sea tu mejor medicina y tu mejor medicina sea el alimento". Así que nada de matarte de hambre, ya sabes que eso no funciona. Vamos, ¡a comer!

9. Mantén a raya las calorías líquidas

Evita a toda costa las llamadas "calorías líquidas", que son las que consumes al beber líquidos como gaseosas, jugos naturales y procesados, bebidas energizantes o alcohólicas llenas de azúcares.

Primero, al no ser alimentos sólidos, tu cuerpo no se sentirá satisfecho al ingerirlas; segundo, y en consecuencia, resulta bastante fácil consumirlas en exceso. Prefiere siempre consumir agua natural (es más saludable y tu cuerpo la necesita), infusiones sin azúcar o bebidas como agua de Jamaica, té verde o limonada endulzada con edulcorantes.

10. Dile no a las drogas

Evita a toda costa consumir cualquier tipo de droga o medicamento para perder peso. Las llamadas *pastillas para adelgazar* no son una solución. Por el contrario, pueden dañar tu salud e incluso, en casos de extrema complicación, conducir a la muerte. Ten especial cuidado con las famosas "pastillas chinas": no son otra cosa que anfetaminas y, además de afectar gravemente tu salud, pueden crearte adicción.

No te dejes engañar por la publicidad: no hay pastillas ni recetas milagrosas; solo una dieta sana y equilibrada combinada con ejercicio físico es la verdadera clave para perder peso y lograr alcanzar un cuerpo y peso saludables.

Pilares fundamentales del reto de las 6 semanas: tus tres retos...

En mi consulta, en las fiestas, en las reuniones, en los eventos a los que asisto y en las redes sociales observo cómo la gente se debate todos los días entre si es mejor ir intensivamente al gimnasio, comprar todo tipo de cremas anticelulíticas y reductoras de las que ofrece el mercado, someterse a una dieta estricta o "de moda", invertir su dinero en tratamientos estéticos o simplemente recurrir a una liposucción de emergencia. Yo, Klara Senior, como médico, en el campo del manejo de la obesidad y desde el ámbito de mi propia experiencia personal como paciente que ha sufrido de los mismos problemas que tú, te garantizo que para lograr un buen resultado que sea perdurable en el tiempo es necesaria la conjunción de los siguientes tres pilares, que giran sobre el eje del "Poder de tu mente":

- Reto nutricional
- Reto muscular
- Reto terapéutico

Capítulo 4

El reto nutricional

El reto nutricional es el pilar fundamental de tu reto de las 6 semanas. Para bajar de peso y, sobre todo, para poder reducir la grasa corporal, el 70% del éxito depende de tu dieta, entendiendo por "dieta" no esa tortura que todo el mundo se imagina cuando escucha esa "casi insultante palabra".

Para que lo comprendas mejor, una dieta es el conjunto de las sustancias alimenticias que ingiere un ser vivo y que componen su comportamiento nutricional habitual, lo que no lleva implícito ni tiene que significar que sea saludable o que te vaya a hacer perder peso. Así que si sueles comer cerdo frito, tocineta, galletas, dulces, hamburguesas y ensaladas llenas de mayonesa, por ejemplo, esa es "tu dieta", y te aseguro que aunque tu hábito alimenticio sea comer de esta forma, estos alimentos NO te harán adelgazar.

El concepto proviene del griego *díaita*, que significa *"modo de vida"*. *Por tanto, la dieta es un hábito y constituye "una forma de vivir". Lamentablemente, el término suele ser utilizado para referirse a los regímenes especiales para bajar de peso, craso error. Así que para evitar resistencia mental, a partir de ahora hablaremos de reto nutricional o de plan nutricional al referirnos a tu programa de pérdida de peso.*

Tu reto nutricional consiste en aprender a comer de manera equilibrada y saludable, ¡nada de pasar hambre!, todo lo contrario.

Las "dietas" demasiado estrictas y muy bajas en calorías ralentizan tu metabolismo y no se pueden mantener a largo plazo; acaban con tu masa muscular y tienen un efecto paradójico, pues podrás perder peso pero tu cuerpo se llenará de grasa "indeseada".

Nuestro reto es acelerar tu metabolismo al máximo activando el "laboratorio quema grasa de tu cuerpo". ¿Cómo? Eligiendo estratégica e inteligentemente todos tus alimentos, comiendo cada 3 o 4 horas máximo y manteniendo estos tres principios básicos:

1. Aumenta el consumo de proteínas de alto valor biológico.

2. Baja el consumo de carbohidratos sin eliminarlos totalmente de tu dieta, prefiriendo carbohidratos complejos y reduciendo a su mínima expresión el consumo de los carbohidratos simples, sobre todo los de alto índice glucémico.

3. Reduce al mínimo el consumo de grasas consideradas dañinas (grasas saturadas y grasas trans) como las que se encuentran en los fritos y dulces industriales.

Tanto las proteínas como los carbohidratos y las grasas de los cuales te hablaba son llamados macronutrientes, lo que quiere decir que son los encargados de suministrar la mayor parte de la energía que requiere nuestro organismo para desarrollar sus funciones normales. Esta energía se mide en cantidad de calorías. Sin embargo, aunque las calorías son importantes para mí a la hora de evaluar tu alimentación y las posibles causas de tu aumento de peso, jamás te haré contar calorías, pues lo importante es más bien el equilibrio y el valor nutricional (contenido de nutrientes) de los alimentos que consumes.

Te hablaré de cantidades promedio que puedes comer de cada tipo de alimento con medidas que usas normalmente en tu cocina, así que tampoco tendrás que preocuparte por estar con una pesa debajo del brazo para todo lo que vas a comerte. ¿Qué vamos a hacer entonces? Vamos a enfocarnos en lograr balancear el consumo de estos macronutrientes para conseguir mantener lo que se conoce nutricionalmente como una "Dieta equilibrada".

Aumenta el consumo de proteínas de alto valor biológico

Las proteínas son cadenas de aminoácidos responsables de la construcción de las células, de las hormonas, del músculo, de la elastina y del colágeno que constituye el tejido de sostén de la piel, de la pared de las arterias, en fin, de todos tus órganos y sistemas. Son parte de la sustancia fundamental del organismo. Existen en el mundo de los alimentos dos grupos diferentes de proteínas:

● Proteínas de alto valor biológico
● Proteínas de bajo valor biológico

Una alimentación sana debe ser rica en proteínas de alto valor biológico, que son aquellas que poseen todos los aminoácidos esenciales, los cuales el cuerpo no puede sintetizar o producir por sí mismo y ¡tienen que venir con la dieta necesariamente! Si no las consumes, tendrás un déficit nutricional que afectaría el correcto funcionamiento de todo tu cuerpo.

Gran parte de nuestro reto nutricional se enfoca en que aumentes el consumo de estas proteínas de alto valor biológico, aquellas que son ricas en aminoácidos esenciales. Estas "súper proteínas" se encuentran básicamente en alimentos de origen animal: carne, pollo, pescado, salmón, sardinas, camarones, calamares, huevos, yogurt, semillas de hemp y algunos cereales o pseudocereales como la quínoa, la chía y la espirulina.

Ahora bien, existe otro grupo de proteínas, denominadas de bajo valor biológico, constituidas principalmente por aminoácidos conocidos como no esenciales —se llaman así porque nuestro cuerpo es capaz de producirlos a partir de la transformación de otros aminoácidos— que no tienen que ser ingeridos obligatoriamente en la dieta diaria. Este grupo de proteínas de bajo valor biológico se encuentra principalmente en alimentos de origen vegetal como cereales, semillas, frutos secos y verduras.

Si eres vegetariano tienes que convertirte en alquimista para usar la combinación perfecta de legumbres, vegetales, frutos secos y cereales que se complementen y le aportes a tu dieta diaria todos los aminoácidos esenciales que tu cuerpo necesita. Suplementa si es posible con claras de huevo, que es una de las mejores proteínas de alto valor biológico y usa, por ejemplo, combinaciones de cereales con legumbres.

También es recomendable, sobre todo si eres vegetariano, que suplementes tus comidas con batidos proteicos para garantizar que estás consumiendo suficientes "proteínas completas" (de alto valor biológico). Si toleras bien los lácteos puedes tomar proteínas derivadas de la caseína de la leche; si no, existen también otros suplementos proteicos derivados bien sea de la soya o de las semillas de hemp.

Como cada quien es como es y sabe lo que le gusta, yo te cuento cuáles son las mejores fuentes de proteínas y *tú eliges* lo que te provoca comer, combínalo a tu gusto. No te estoy diciendo que solo comas pollo, pescado y atún, hay muchísimas opciones. Lo que sí es recomendable es bajar el consumo de carnes rojas, sobre todo las que son muy grasosas. Elige las carnes más magras, es decir, las que tienen menos grasa. Pídele a tu carnicero que la limpie y le saque toda la grasita que pueda y que te la corte para guisar, o para preparar molida, milanesas, bistec... Así quedara lista para tu reto de las 6 semanas.

¡Usa tu creatividad! ¡Ojo!, come lo que quieras comer pero balanceado.

Cada gramo de proteínas aporta 4 calorías.

Baja el consumo de carbohidratos sin eliminarlos totalmente de tu reto

Los carbohidratos son combustible biológico o fuente de energía para el cuerpo, especialmente para el cerebro. ¡Los necesitas! No puedes eliminarlos de tu reto nutricional por completo ya que son nutrientes energéticos imprescindibles para el correcto funcionamiento del organismo. Ayudan a mantener la actividad muscular, la temperatura corporal, la tensión arterial, el buen funcionamiento del intestino y la actividad neuronal y son el nutriente principal del cerebro (te permiten pensar con claridad). Una ingesta proporcionada y saludable de carbohidratos te ayuda a prevenir problemas cardíacos, a disminuir el colesterol e incluso a reducir el riesgo de sufrir enfermedades como la diabetes.

Aquellos que debes consumir en mayor proporción son los carbohidratos complejos, que están constituidos por cadenas de azúcares unidos entre sí y que el cuerpo tiene que digerir (romper) en moléculas de carbohidratos más pequeñas (llamadas monosacáridos) para poderlos absorber. Tienen menor índice glucémico y contienen fibra, vitaminas y minerales en grandes cantidades, lo cual hace que su absorción sea más lenta. Los encuentras en las ensaladas y vegetales, en el pan integral, en la avena en hojuelas, en la arepa de harina integral con fibra sobreañadida (afrecho, ajonjolí, linaza), en el arroz blanco (o mejor integral), en la yuca sancochada (sin aceite), en la pasta o en la papa cocida, horneada o sancochada (preferiblemente con su cáscara).

Por el contrario, debes reducir al máximo el consumo de carbohidratos simples (no unidos en cadena a otros azúcares), que son aquellos azúcares libres de rápida y fácil absorción, como la glucosa, fructosa y sacarosa. ¡Mantenlos alejados durante tu reto de las 6 semanas! Estos los encontramos en los dulces de azúcar refinada o industriales, mermelada, miel o frutas de alto índice glicémico (de estas últimas debes preferir las que son de bajo índice glucémico y eliminarlas de tu reto solo los primeros 15 días). Encuentra la tabla detallada del índice glicémico (IG) de los alimentos, en la página web: www.reto6semanas.com.

Cada gramo de carbohidratos aporta 4 calorías.

Reduce al mínimo el consumo de las grasas que se consideran dañinas

Las grasas no las puedes erradicar de tu vida, son una gran fuente del combustible energético que requiere el organismo. Forman un conjunto de compuestos heterogéneos que son insolubles en agua y desempeñan funciones como la regulación del calor corporal, la reserva de energía, la protección de determinados órganos (como el cerebro); son el vehículo de transporte y absorción de vitaminas liposolubles (A-D-E-K), el sustrato para la síntesis de las hormonas sexuales femeninas y masculinas (estrógenos, progesterona, testosterona), suministran ácidos grasos esenciales e incluso incrementan la palatabilidad de los alimentos, es decir, los hacen más gustosos.

Por ello, no se trata de prescindir de las grasas totalmente, sino de consumirlas en proporciones adecuadas. Como la mayoría de los alimentos ya contienen grasa en su composición, lo que te recomiendo inicialmente es no añadir grasa extra a las comidas para cocinarlas. Luego las iremos incluyendo con moderación, pues debes saber que existen *grasas saludables* que sí debes comer.

En principio, ¡no prepares la comida con aceite! Al cocinar las grasas estas se saturan y el alto consumo de grasas saturadas tiene fuertes repercusiones en la salud (elevan el colesterol "malo" e incrementan el riesgo de sufrir enfermedades cardiovasculares, arterosclerosis, accidentes cerebrovasculares e infartos).

¿Qué cantidad de grasa puedes comer diariamente?

Primero debemos aclarar que la grasa es un macronutriente súper importante en la alimentación diaria que se ha satanizado. Tanto, que muchas personas hoy día la han suprimido de su alimentación de forma extrema sin lograr aun así controlar la obesidad, pues no es la grasa la responsable de que engordemos, sino el exceso en su consumo y la combinación con los carbohidratos y azúcares simples.

Como quizá habrás escuchado muchas veces por ahí, existen varios tipos de grasa dependiendo del enlace que predomina en sus moléculas de ácidos grasos. Se denominan saturadas o insaturadas dependiendo de la clase de ácido graso que predomina en su composición.

Las grasas saturadas (no tienen dobles enlaces)

Son aquellas que se solidifican a temperatura ambiente. Se

encuentran en alimentos de origen animal como carnes, embutidos, leche y sus derivados (queso, helados). También se encuentran en aceites de origen vegetal como los aceites de coco o de palma (que se consumen a través de panaderías industriales, aperitivos salados y productos transformados). Su consumo excesivo se encuentra asociado al aumento del colesterol, específicamente al LDL colesterol, conocido como "colesterol malo", constituyendo uno de los factores de riesgo principales para el desarrollo de enfermedades cardiovasculares como infartos del corazón y accidentes cerebrovasculares (ACV).

Grasas insaturadas (tienen dobles enlaces):

Son grasas que se mantienen líquidas a temperatura ambiente. Se encuentran en el aceite de oliva, el aguacate y en frutos secos como almendras, nueces y avellanas. También en las semillas como el girasol, el lino y el sésamo. Dependiendo del número de dobles enlaces que presentan las moléculas de ácidos grasos a su vez se clasifican en:

● Grasas monoinsaturadas (tienen un solo doble enlace) que están presentes en el aceite de oliva, los frutos secos y el aguacate.
● Grasas poliinsaturadas, las cuales son esenciales para nuestro organismo pues este no las puede sintetizar y deben ser aportadas por los alimentos que consumimos diariamente. Están presentes en alimentos de origen vegetal y animal. Dentro de ellos se encuentran el Omega 3 (pescados azules, aceite de soya, frutos secos, semillas y pescados grasos como el salmón, el atún, la caballa, las anchoas, las sardinas y el arenque) y el Omega 6 (frutos secos y aceites de maíz, soya y girasol).
● Grasas trans, que son grasas insaturadas a las que se les saturan los enlaces cuando pasan por un proceso industrial conocido como hidrogenación, convir-tiéndose en grasas sólidas.

Están presentes en fritos, snacks industriales, productos horneados (panadería, galletas y bizcochos), alimentos procesados, comida rápida, alimentos para untar, pizzas congeladas y algunas margarinas. De forma natural pueden estar presentes en carnes de ganado vacuno, ovino y productos lácteos. Su consumo es mucho más dañino que el de las grasas saturadas y se recomienda que su consumo diario sea menor al 1% de la dieta diaria.

Como regla general, en una alimentación equilibrada se recomienda que el consumo de grasa represente el 15-30% del total de las calorías consumidas diariamente. Que solo el 8% sea de grasas saturadas y el resto debe estar compuesto por grasas monoinsaturadas y poliinsaturadas.

Pero para no complicarnos la vida te daré simplemente mis recomendaciones (que a veces van un poco en contra de las recomendaciones de los libros tradicionales de nutrición):

- Es mejor añadir una cucharadita de aceite de oliva después de cocinar los alimentos, o mejor guarda esa porción extra de grasa para aderezar la ensalada.

- Los primeros 15 días de tu reto de las 6 semanas te recomiendo no añadir ningún tipo de grasa a tus comidas para que la pérdida de peso/grasa sea más evidente y sientas mayor estímulo para seguir adelante. No temas, reducir al máximo tu consumo de grasas solo por 15 días no te hará daño (además, recuerda que todos los alimentos que consumimos tienen grasas en su composición en mayor o menor proporción).

Eso sí, en tu reto nutricional deshazte de las grasas saturadas y de las grasas trans para preparar o realzar el sabor de tus comidas como el aceite para cocinar, los fritos, la margarina y la mayonesa.

No son necesarias, pues no tienen ningún aporte nutricional y más bien pueden hacerle daño a tu salud. Existen muchas alternativas para realzar el sabor de tus comidas que te iré contando a lo largo de nuestro reto.

Así que opta por las "grasas saludables" poli y mono-insaturaturadas.

Es mucho mejor guardar tu porción de grasas para consumirla en alimentos que sean saludables, que te aporten un verdadero valor nutricional y mayores beneficios para la salud, como el aceite de oliva, pescados grasos, frutos secos, la yema del huevo y el aguacate, por ejemplo.

Más adelante voy a enseñarte a cocinar sin añadirle grasas excesivas a tus comidas y verás que comer saludable no significa comer desabrido y puede ser incluso divertido. Atrévete a inventar y probar nuevas opciones o combinaciones de alimentos. ¿Me acompañas?

Cada gramo de grasas aporta 9 calorías.

¿Qué son los micronutrientes?

Los micronutrientes son sustancias imprescindibles para la vida que nuestro organismo necesita en pequeñas dosis ya que no puede sintetizarlos por sí mismo. Tienen que ser suministrados siempre por "la dieta" pues sin ellos enfermaríamos. No aportan calorías (energía) pero son vitales para el correcto funcionamiento de nuestro metabolismo, órganos y sistemas.

Dentro de los micronutrientes se encuentran las vitaminas, los minerales y oligoelementos. Algunos de los más importantes oligoelementos son el yodo, el hierro, el calcio y el zinc, además del ácido fólico y las vitaminas A, B y C. La mayoría son fáciles de obtener de la dieta, en cambio el yodo necesita ser adicionado a los alimentos de consumo básico en la sal.

Así como la falta o el exceso de calorías ingeridas puede generar enfermedades (desnutrición y obesidad, dos caras de la misma moneda), igualmente el exceso o déficit de estos micronutrientes puede generar enfermedades importantes e incluso la muerte. De allí la importancia de mantener una alimentación equilibrada con suficiente aporte tanto de macro como de micronutrientes.

Pero no te preocupes por pensar mucho dónde conseguirlos: los micronutrientes están dentro de los alimentos que consumimos diariamente. Por ello es importante el consumo variado de alimentos, incluyendo granos, cereales, frutos secos y ensaladas, y que procures tener en tu plato alimentos de diversos colores para poder obtener todos los macro y micronutrientes que nuestro cuerpo necesita para vivir.

Y llegó el momento inevitable, ¡hablemos de calorías!

Aunque jamás de los jamases te voy a poner a contar calorías, pues lo que realmente importa es la calidad de los nutrientes y el equilibrio entre los grupos de alimentos que consumimos, para poder comprender cómo elegir estratégicamente tus alimentos es importante que conozcas y te reconcilies con "las temidas calorías".

¿Qué son las calorías? ¿Para qué nos sirven?

Si te fijaste bien, luego de la descripción de cada macro-nutriente te coloque el número de calorías por cada gramo de alimento. Así, carbohidratos y proteínas tienen 4 calorías por gramo y las grasas 9 calorías por gramo. ¿Ves? Las grasas tienen más del doble de calorías de las que tiene un gramo de proteínas o de carbohidratos, así que mucha ATENCIÓN con esto.

Las calorías son el combustible que necesita nuestro cuerpo para realizar sus funciones vitales, son como la gasolina que necesitamos para movernos (similar a los carros). Desde respirar y mantener la temperatura corporal hasta pensar, vestirnos y caminar, para todo ello necesitamos energía, la cual proviene de los alimentos que consumimos y se mide en calorías.

Etimológicamente la palabra calorías viene del latín calor. Conceptualmente, desde el punto de vista físico, una caloría es la cantidad de calor necesaria para elevar la temperatura de un gramo de agua pura un grado centígrado (de $14,5ºC$ a $15,5ºC$) a una presión de una atmósfera. Esto puede sonar esotérico, ¿cierto?, así que vamos a explicarlo mejor.

Ya hemos hablado de que la obesidad se debe principalmente a un excesivo consumo de calorías con un bajo gasto energético. Digamos que las calorías son la medida de la energía que aporta cada gramo de los macronutrientes que ingerimos y también es la medida que utilizamos para saber cuánta energía gastamos al realizar nuestras actividades diarias (desde respirar o dormir hasta estar en reposo y correr). Y al ingerirlas o gastarlas se produce calor.

Saber cuánta energía aporta cada macronutriente contenido en nuestros alimentos nos permite conocer, de acuerdo con las necesidades calóricas diarias de cada individuo (según su altura, edad, peso y nivel de actividad física), si está consumiendo un exceso de calorías (energía ingerida) o si tiene un bajo gasto energético (calorías gastadas).

Para ello, en consulta (presencial o en línea) habitualmente pido a mis pacientes que hagan lo que se conoce como un "recordatorio de comidas de 24 horas", que no es más que anotar detalladamente todos los alimentos que consume habitualmente durante el día (incluyendo las bebidas, así sea agua, los aderezos de las ensaladas, las comidas de emergencia que hacen cuando el hambre los ataca en la calle y el caramelito o "el algo" que muchos olvidan mencionar durante la entrevista).

El tener claro el consumo total promedio diario de una persona me permite calcular cuántas calorías está consumiendo al día y entender por qué este ser humano que está frente a mí buscando ayuda ha subido de peso e incluso por qué no baja.

Ser 100% honesto contigo (y conmigo) es la única forma en que te podré ayudar a ayudarte. De nada sirve que me ocultes parte de lo que comes al día. Debes sincerarte y decirlo todo, es la única forma de poder saber dónde está el problema.

En líneas generales ocurre frecuentemente que no somos conscientes de cuáles son esas cosas que nos están haciendo engordar pues no tomamos en cuenta:

- El dulce que nos comemos a media tarde porque siempre lo llevamos en la cartera. Y pensarás, ¿cómo un solo dulce al día me va a estar engordando?... No es solo un caramelito sino la suma de las calorías extra que estás consumiendo innecesariamente.

- La cantidad de jugos que consumimos al día.
- El exceso de aceite de oliva que le ponemos a nuestras ensaladas (que aunque sea saludable igual tiene 9 calorías por gramo y si lo consumimos en exceso contribuirá a que aumentemos de peso).
- Los dos cuadritos diarios de chocolate "light" que algunos comen a media tarde o después de comer.
- Las palomitas de maíz con mantequilla que comemos en cine (a veces con una gaseosa).
- El aguacate completo que pudieran algunos consumir a diario, que aunque sean grasas buenas, ya sabes que tiene 9 calorías por gramo como cualquier otra grasa, saludable o no.
- El traguito que toman algunos al salir cada tarde de la oficina (1 gr de alcohol tiene 7 calorías, y como son líquidas y no llenan, muchas veces no las tomamos en cuenta).

En fin, cuando sumamos, terminamos dándonos cuenta de que estamos consumiendo una gran cantidad de "calorías ocultas", muchas de ellas "vacías", sin ningún valor nutritivo que pueden superar nuestros requerimientos diarios en 500, 1.000 y hasta 2.000 o más calorías de exceso en un solo día.

Una mujer, dependiendo de su edad, peso, talla y actividad física, debe consumir entre 1.500 y 2.200 calorías al día para mantener su peso.

Un hombre debe consumir entre 2.200 y 3.000 calorías al día, dependiendo igualmente de su edad, peso, talla y actividad física. A menor edad, mayor tamaño corporal y mayor nivel de actividad física, mayor será la cantidad de calorías, debemos consumir.

Ahora bien, luego de los 60 años, los requerimientos energéticos se van reduciendo y se recomienda entonces disminuir un poco el consumo de calorías. Entonces, una mujer promedio de 65 años debería consumir unas 1.800 calorías al día, mientras que una joven de 25 años podría necesitar unas 2.200 calorías. El número de calorías que debemos consumir diariamente varía de acuerdo a si nuestro objetivo es bajar, mantener o aumentar nuestro peso.

A la hora de pensar en una alimentación equilibrada tanto para el mantenimiento como para la pérdida de peso, aunque no existe una "alimentación equilibrada universal" estándar para todo el mundo, pues depende de muchos factores que van desde la edad, el sexo y la altura hasta los gustos personales, el país, la etnia o incluso de la religión o zona donde vive el individuo, en reglas generales debemos buscar cumplir con un ABC:

A. Que sea una alimentación variada que contenga todos los grupos de alimentos.

B. Que sea agradable y aceptable al paladar de quien la consume.

C. Que aporte la suficiente cantidad de energía para que el organismo pueda cumplir sus funciones básicas de crecimiento, desarrollo y recambio de tejidos.

Numerosos estudios sugieren que cuando las "dietas" son muy bajas en calorías (menos de 800 al día), si bien es cierto que pueden producir una pérdida de peso mayor a dos kilos por semana, también es cierto que nuestro organismo "se estresa", pierde su vitalidad normal, hay mayor tendencia al cansancio y a los dolores de cabeza, se dificulta pensar con claridad y un gran porcentaje de pacientes (más del 40%) tiende a reganar el peso perdido luego de "terminar la dieta" en el trascurso de un año.

En fin, tanto esfuerzo y sufrimiento ¿para qué? Este tipo de dietas no ha demostrado científicamente tener mayores beneficios que un plan nutricional equilibrado discretamente bajo en calorías.

Y justamente allí está el detalle: para que una dieta genere resultados sostenibles en el tiempo tiene que promover la creación de HÁBITOS SALUDABLES.

Bien reza el dicho: "No empieces una dieta que terminará algún día, comienza un estilo de vida que dure para siempre".

Idealmente, para promover la pérdida de peso y grasa corporal en promedio debemos reducir nuestra ingesta en 500 o máximo 1.000 calorías al día, haciendo que nuestra alimentación se distribuya, calóricamente hablando, de la siguiente manera a lo largo del día en 3 comidas principales (desayuno, almuerzo y cena) y 2 o 3 meriendas (a media mañana y a media tarde), dependiendo de si eres mujer u hombre:

- Desayuno: de 400 a 600 calorías
- Merienda en la mañana: de 150 a 200 calorías
- Almuerzo: de 400 a 600 calorías
- Merienda en la tarde: de150 a 200 calorías
- Cena: de 400 a 600 calorías
- Merienda en la noche: de 150 a 200 calorías

Saber esto nos va a permitir darnos una idea de lo que significa que una golosina que comamos a media tarde, por ejemplo, contenga 350 calorías (casi lo mismo que las calorías recomendadas para un almuerzo).

Es importante que tengas claro que cada gramo de grasa aporta 9 calorías; es más del doble de las calorías aportadas por un gramo de carbohidrato o de proteínas, que tienen 4 calorías por gramo.

No es para que le tengas miedo a las grasas sino para que no te excedas en su consumo. ¡Hay que comer grasas! Pero con un límite del 35% de tu consumo diario. Para una dieta de 1.500 calorías al día, 525 calorías máximo deben provenir de las grasas.

Si te hago énfasis en esto es para que a la hora de elegir qué vas a comer y cómo vas a preparar tus alimentos pienses: "¿Será necesario ponerle tres cucharadas de aceite a esto? O puedo usar solo una cucharadita y ahorrarme unas cuantas calorías consumiendo algo que me llene mucho más y que contenga más nutrientes y menos calorías que tres cucharadas de aceite o de mayonesa".

Allí estaríamos hablando de 300 a 360 calorías, que son muchas más que las calorías contenidas en un sándwich de pan integral lleno de pavo o pollo, con full lechuga, tomate, alfalfa, pepinillos con aderezo de yogurt *light* (diferentes versiones disponibles en la sección de recetas).

Entonces, tener algún conocimiento de lo que significa la palabra caloría nos permitirá:

- Aprender a elegir estratégicamente y conscientemente nuestros alimentos, prefiriendo los alimentos con menor densidad energética y mayor aporte de nutrientes útiles para nuestro organismo.
- Aprender a leer las etiquetas y a huir de los alimento con alto contenido de grasas y azúcares.
- Y a mí me sirve para poder calcular los requerimientos diarios promedio de mis pacientes. Y justamente para eso estoy aquí, para darte recomendaciones generales que puedas seguir sin tener que estresarte por hacer cálculos de calorías.

    A medida que vayas profundizando en la lectura del RETO, te darás cuenta de que es mucho más sencillo de lo que parece a simple vista.

Ahora, si bien es cierto que las calorías me orientan en cuanto a las cantidades de alimentos a consumir diariamente, no todo es contar calorías, pues no es lo mismo comer 400 calorías en un plato de proteínas con ensalada, vegetales y arroz, por ejemplo, que obtener esas mismas calorías de un dulce lleno de azúcar, harinas y grasas.

Aunque ambos tengan la misma cantidad de calorías, el plato de comida confeccionado de esa manera se absorberá más lentamente, nos permitirá sentirnos llenos por más tiempo y nos aportará mayor cantidad de nutrientes. En cambio el dulce, por su gran contenido de azúcar refinada y grasas, se absorberá más rápido generando un pico de insulina que ayudará a que se deposite en forma de grasa en nuestro cuerpo, además de no tener tanta cantidad de nutrientes sino, más bien, calorías vacías que no nos aportarán ningún valor nutricional. Lo grave es que nos comemos la golosina o el pedazo de torta y en una o dos horas máximo tenemos un ataque de hambre incontrolable.

Esta es una de las razones de la conocida "ADICCIÓN A LOS CARBOHIDRATOS", esa desesperación por comer frecuentemente alimentos ricos en azúcares (dulces, chocolates, caramelos) y/o todo tipo de carbohidrato almidonado de alto índice glicémico (pan blanco, pasta, arepas), sobre todo a media tarde o cuando llegan la calma y el silencio nocturnos.

¿Por qué ocurre esto? Pues cuando acostumbramos a comer muchos carbohidratos simples (alimentos dulces ricos en azúcar refinada, excesivo consumo de frutas) o incluso carbohidratos complejos de alto índice glicémico, se genera una liberación excesiva de insulina en forma de "picos" para buscar controlar (bajar) el azúcar de la sangre luego de una comida de esta naturaleza. En consecuencia, el azúcar de la sangre ante tal cantidad de insulina puede bajar tan rápido (incluso por debajo del promedio normal) que el cuerpo lo interpreta como que necesita más "azúcares" para poder mantener el nivel de glicemia y responde con "hambre de más carbohidratos".

Situación que se termina convirtiendo habitualmente en un círculo vicioso y que los pacientes describen en consulta como "ATAQUES DE ANSIEDAD", refiriéndose a la necesidad imperiosa de comer más duces, chocolates o carbohidratos.

¿Cómo podemos controlar estos "ataques de ansiedad"?

- Tomando conciencia a la hora de elegir los alimentos que vamos a comer, consumiendo opciones con más nutrientes y menos calorías vacías (no nutritivas, llenas de azúcares y grasas) como las que te iré presentando a lo largo del reto de las 6 semanas.

● Comiendo cada 3 o 4 horas máximo, antes de que sientas la sensación de hambre, limitando el consumo de carbohidratos simples y de alto índice glicémico.

Por ello, siempre más importante que contar las calorías de los alimentos es conocer su valor nutricional para poder así de forma consciente elegir estratégicamente todo lo que vamos a consumir sin necesidad de contar calorías. Pero siempre teniendo cuidado con "esas calorías ocultas" que a veces no tomas en cuenta y que agregas innecesariamente a tus alimentos... Podrían estar arruinando tus intentos por alcanzar "tu cuerpo ideal". Fíjate, ya no te hablo de tu peso, pues no es cuestión de peso, es cuestión de cómo te ves... y más que nada, ¡es cuestión de SALUD!

Así que, ¡cero estrés! Ya sabes que jamás te voy a mandar a contar calorías, ni mucho menos a pesar los alimentos, ni a que comas todo sancochado o a la plancha. El truco de cómo lograr perder peso y ganar salud comiendo sabroso voy a enseñártelo en las próximas líneas de tu reto de las 6 semanas.

Creo que esta advertencia hará que podamos mantener nuestra amistad, para siempre.

Comer es uno de los placeres más grandes de la vida. Reconcíliate con la comida y aprende a disfrutarla sanamente creando hábitos saludables que puedas mantener para siempre...

El conocimiento es PODER...

Son muchas las recomendaciones que vemos a diario en el área de nutrición para perder peso. Algunas son muy descabelladas, como las que proponen suprimir totalmente un macronutriente de la dieta diaria (estas son las llamadas "dietas disociadas") y otras, más coherentes, juegan con diferentes propuestas en cuanto a los porcentajes de macronutrientes que debemos ingerir al día. Aunque estos datos no tienen una precisión exacta y varían de acuerdo a cada escuela de nutrición, hagamos un análisis de sentido común: En general, se dice que para perder 1 kilo de peso a la semana debemos fomentar un déficit de 7.700 calorías a la semana, es decir que estaríamos hablando de que reducir nuestra ingesta unas 1.100 calorías diarias. Esta recomendación se basa solo en el aporte de calorías provenientes de la alimentación, sin tomar en cuenta el gasto energético que podemos tener por la actividad física.

A la par, numerosos estudios indican que para que una pérdida de peso se pueda mantener en el tiempo sin generar re-ganancia (recuperar los kilos perdidos) ni sobre-ganancia de peso (recuperar más de los kilos perdidos), el déficit nutricional propuesto debe oscilar entre 500 y 750 calorías al día. Reducciones de más de 750 calorías pueden generar estrés, catabolismo (pérdida de masa muscular) y liberación de hormonas que nos harán sentir hambre en respuesta al déficit calórico excesivo.

Entonces, ¿cómo podemos generar un déficit y/o gasto energético que alcance esas 1.100 calorías que necesitamos para perder 1 kilo de peso por semana? Lo más indicado y razonable es:

● Aceptando el reto nutricional. Haz una reducción inicial de 500 calorías al día, que representan 3.500 calorías a la semana. Come poco, equilibrado y frecuentemente, con un mayor consumo de proteínas de alto valor biológico para aprovechar el poder termogénico de los alimentos y evitar ataques de hambre o ansiedad.

● Asumiendo el reto muscular. Construye músculo, ¡es la clave!
Está comprobado que el ejercicio de alta intensidad con pesas construye masa muscular y aumenta la tasa metabólica basal un 15% y por ende el gasto energético en reposo (es decir, hace que quemes más calorías incluso "mientras duermes"), ya que el

músculo es metabólicamente más activo que la grasa. Veinte minutos de entrenamiento con pesas dos o tres veces por semana es suficiente. Favorece o aumenta la actividad cotidiana y el ejercicio aeróbico para quemar calorías adicionales.

Esto es matemática simple. Sin embargo, la cosa no es tan simple, pues en la reducción de peso también influyen variables individuales como la composición de los alimentos y proporción de macronutrientes ingeridos, y el índice glicémico de los carbohidratos que consumimos. Así, por ejemplo, si los requerimientos energéticos promedio son 2.000 calorías, menos 500 calorías, resulta que necesitaremos un aporte diario de 1.500 calorías para promover la reducción de peso.

Una vez estimada la cantidad de calorías que necesitamos consumir para promover la pérdida de peso, en la consulta presencial o en línea procedemos a elaborar un plan individualizado para cada paciente. Ahora bien, aquí se trata de darles lineamientos generales que todos puedan seguir de lo que es una buena alimentación, y solo les daré a título informativo lo que los diferentes libros de nutrición recomiendan en cuanto al porcentaje de consumo promedio de macronutrientes que debes tener en el día:

- Carbohidratos: de 45 a
- 60%Proteínas: de 15 a 35%
- Grasas: de 20 a 35%

Carbohidratos = 1.500 x 50% = 750/4 kcal/gr = 187,5 gr
Proteínas = 1.500 x 30% = 450/4 kcal/gr = 112,5 gr
Grasas = 1.500 x 20% = 300/9 kcal/g = 33,33 gr

Al inicio de tu reto de las 6 semanas, específicamente durante los primeros 15 días, te propondré hacer una reducción mayor de la cantidad de grasas que adicionas a tus comidas, que luego iremos adecuando y subiendo hasta llegar a las recomendaciones estándar de lo que debe ser una alimentación equilibrada y suficiente.

¡Ah!, y no te preocupes, estos números no tienes que aprendértelos.

Sin embargo, es necesario que los conozcas y trates de comprenderlos porque definitivamente soy fiel creyente de que si uno entiende cómo funcionan y para qué hace las cosas, los resultados son mucho más fáciles de alcanzar.

Comprendiendo los números y siguiendo misrecomendaciones con el foco en TU META, tienes el ÉXITO ASEGURADO.

¡Asume tu reto!

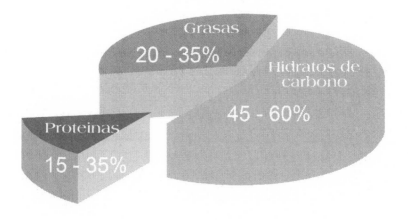

Fuente: Metas dietéticas. (Adaptado de Focus on Health 4ta. ed. p. 118) por D.B. Hahn y W. A. Payne, 1999, Boston, WCB/McGrawHill, Copyright 1999 por The McGrawHill Companies, Inc).

Tabla de los alimentos

Favorables	Menos Favorables
Hidratos de carbono:	Pan, pasta, arroz, papas,
Frutas, vegetales y verduras.	cereales al desayuno, banano,
Avena.	uvas, higos, frutas secas, pasas, maíz, zanahoria, vino, cerveza.
Proteínas: pollo, pavo,	**Desfavorables**
ternera magra, pescado,	Azúcar, bebidas azucaradas.
soja (tofu).	Proteínas: carne grasa, vísceras, yema del huevo, embutidos,
Grasas insaturadas:	grasas.
aceite de oliva virgen extra,	**Grasas**
aceitunas, frutos secos,	Saturadas: carne grasa, tocino, panceta, mantequilla.
nueces, avellanas, almendras,	Hidrogenadas: margarinas,
cacahuetes, aguacate	panadería industrial.

Ten en cuenta el tamaño de las porciones para tus comidas:

- Proteína = Palma de la mano (Si eres mujer 1 palma de la mano, ojo, solo la palma, no la mano completa, y si eres hombre, palma y media a 2 palmas).
- Carbohidratos = Puño (media taza si eres mujer y 1 taza si eres hombre).
- Grasas = Una falange (cucharadita).
- Ensaladas = Las que quieras... No hay límites... Eso sí, cuidado con los aderezos que les pones. A veces la gente pide "una ensaladita" en un restaurante, y no sospecha si quiera cuánta grasa le pudieron haber puesto a ese aderezo, duplicando o triplicando incluso las calorías que pudiera tener "un plato principal" de proteínas con arroz o papa y vegetales. Así que OJO.

Capítulo 5

Reto muscular

El reto muscular representa el 30% del éxito de tu reto de las 6 semanas. Consiste en trabajar el cuerpo para fortalecer y recuperar la masa muscular que de forma casi normal se va perdiendo no solo con el paso de los años, sino con la práctica continua a lo largo de la vida de dietas locas, desequilibradas y/o disociadas que poco a poco la van consumiendo.

La idea con el reto muscular es recuperar la figura al sustituir la grasa acumulada en tu cuerpo por masa muscular y que te deshagas de una vez por todas de la tan odiada flacidez y de la celulitis. Esto no significa en lo absoluto que la grasa se vaya a convertir en músculo. ¡Ojo!, esto nunca ocurre. Significa que activando tu cuerpo con entrenamiento de fuerza lograrás construir y tonificar tus músculos, cual junto con tu reto nutricional conducirá a la pérdida más rápida de grasa y en consecuencia tu cuerpo se verá mucho más estilizado.

Recuerda que el músculo pesa mucho más que la grasa y que es mucho más activo metabólicamente hablando. Construir músculo hará que puedas perder kilos de grasa mucho más fácil, literalmente mientras duermes, así que podrás verte más pronto como siempre has deseado.

No se trata de pasar horas en el gimnasio haciendo pesas, pues hay muchas maneras de ejercitar tu cuerpo. ¡Lo importante es empezar a moverlo! Y cada movimiento cuenta: sube las escaleras en de tomar el ascensor, estaciona el carro un poco más lejos de lo habitual, puedes hacer *steps* en un escalón de tu casa o comprar un banquito para subirlo y bajarlo varias veces; cualquier ayuda es perfecta para lograr "la sudadita del día".

¿Cómo comenzar?

Si nunca has hecho ejercicios o tienes tiempo sin practicar

actividad física, debes comenzar poco a poco, sin excesos. Pequeños y progresivos incrementos traerán a corto plazo excelentes resultados.

¡Cero excusas! Si no tienes dinero para inscribirte en un gimnasio puedes comenzar a ejercitarte en parques y plazas a bajo costo —e incluso sin costo alguno— seguro habrá alguno cerca de tu casa. Actualmente en las redes sociales puedes conseguir personas que se reúnen a ejercitarse en grupo al aire libre, esto te ayudará a mantenerte motivado.

Si puedes ir al gimnasio, ¡excelente! Allí tienes la posibilidad de contar con un entrenador personal que te ayudará a sacar lo mejor de ti, a enderezar la postura, a mejorar la respiración y, sobre todo, a realizar esa última repetición que parece imposible, que en definitiva es la que te ayudará a progresar y o alcanzar tu RETO de moldear mucho más rápido tu cuerpo. Conjugando cuerpo, mente y espíritu alcanzarás tu meta mucho más deprisa. ¡Sí se puede!

Sé que ir al gimnasio no es una actividad que le guste a todo el mundo, pero las alternativas son infinitas. Al igual que con la comida, te daré aquí un abanico de opciones, escoge tú la que prefieras.

Recordemos que existen dos tipos básicos de ejercicios:

- Ejercicios anaeróbicos
- Ejercicios aeróbicos

A continuación te describiré cada uno de ellos. Y como todo en la vida es un equilibrio, si combinamos ambos tipos de ejercicio lograremos obtener mejores y más rápidos resultados.

Ejercicios anaeróbicos

Comencemos hablando sobre los ejercicios anaeróbicos, que son aquellos que dependen de tu fuerza. Son actividades muy intensas de poca duración que utilizan la energía que proviene de depósitos internos del cuerpo (específicamente de los músculos) sin usar el oxígeno de la respiración.

Son ejercicios de alta intensidad que van más hacia el fortalecimiento de los músculos y huesos. Aumentan notablemente la captación de glucosa por la célula muscular y de calcio por el hueso, por lo cual son excelentes como ayuda para prevenir y tratar el síndrome metabólico, la intolerancia a la glucosa, la diabetes y la osteoporosis (pérdida del calcio de los huesos que hace más propensas las fracturas, sobre todo en la tercera edad).

Son ejemplo de ejercicios anaeróbicos aquellos que necesitan gran esfuerzo en poco tiempo, como los ejercicios de resistencia y los ejercicios con pesas. Estos últimos ayudan a contornear el cuerpo y son excelentes para fomentar el desarrollo y la tonificación del sistema musculo-esquelético. Por ello son los ejercicios ideales para evitar y tratar la tan temida y horrible flacidez.

Entrenamientos tipo HIT (High Intensity Training)

¡Uno de mis favoritos! Este tipo de entrenamiento debe ser personalizado y guiado por un entrenador certificado o fisioterapeuta especializado.

Es perfecto para quienes no nos gusta ir al gimnasio porque solo se requiere de 20 a 30 minutos de una a tres veces por semana.

Se trata de ejercicios dirigidos, de alta intensidad y corta duración, que si se realizan muy lentamente permiten reclutar mayor número de fibras musculares con cada movimiento; es decir, el músculo trabajará más intensamente porque se busca siempre llegar al "fallo muscular" (que es llevar al musculo hasta "el intento" de realizar esa última repetición que parece imposible).

Este tipo de ejercicio de alta intensidad ayuda a promover la ganancia de masa muscular, perder de peso, reducir medidas, bajar el porcentaje de grasa corporal y tonificar el cuerpo completo de forma mucho más rápida y segura que el entrenamiento tradicional. Los movimientos, al ser más lentos y conscientes, ayudan a evitar que durante los mismos se produzcan lesiones articulares y/o musculares que puedan comprometer tu estado físico y/o tu salud. Puedes realizarlo a cualquier edad, aun en caso de osteoporosis (siempre guiado por un experto), ayudando a prevenirla e incluso a tratarla si ya la padeces.

Yo particularmente comencé entrenando con esta técnica dos veces por semana y actualmente la practico una vez cada siete días para mantener la masa muscular que he ganado. Lo alterno con otra técnica que amo profundamente, el pilates, y juntos son los "artífices de mi cuerpo". Igual, de vez en cuando, hago TRX o me armo de valor y me agarro duro de una pared de FitWall, también conocido como entrenamiento vertical.

Ojo, no te estoy diciendo que tienes que matarte en el gimnasio para lograr resultados. Eso sí, no existe ningún programa de pérdida de peso en el universo que sea realmente serio que no recomiende un poco de actividad física para alcanzar y mantener los resultados. ¡Esto es definitivo!

Ahora bien, todo depende de los sueños y las expectativas de cada quien. Si quieres los "famosos chocolaticos" en el abdomen tienes que asumir con mucho compromiso tu reto nutricional y tomarte con mucha seriedad el reto muscular.

Pilates

Es una técnica de entrenamiento dirigido que une la fuerza muscular con el control mental, el control de la respiración intercostal y la relajación. Estos ejercicios requieren de una armoniosa coordinación de movimientos corporales que permitirán tonificar tu cuerpo e incluso te ayudarán a corregir posturas que comúnmente causan tensiones musculares dolorosas. Esto se logra utilizando el propio peso del cuerpo para proporcionar resistencia.

El pilates mejora la flexibilidad y la fuerza muscular sin incrementar volumen. Fortalece el eje central del cuerpo y la densidad de los huesos, y ayuda a formar masa muscular. Recordemos que a mayor masa muscular se acelera el metabolismo y se logra quemar más calorías con menos esfuerzo.

Es un tipo de ejercicio energizante; es decir, no quedarás agotado luego de una clase de pilates, todo lo contrario, te ayudará a sentirte con más energía y vitalidad. Además, al igual que todos los ejercicios, favorece la producción de endorfinas y puede practicarlo cualquier persona, ya que al ser dirigido cada sesión puede amoldarse al nivel de condición física en el que te encuentres. Pueden incluso realizarlo mujeres embarazadas si no tienen ninguna contraindicación médica de hacer ejercicios.

Yoga

Está basado en la filosofía holística de unión entre mente, cuerpo y espíritu como un solo ente, y te permite mediante la meditación llegar a un estado de paz interior. Se trata de un estilo de vida más que de una práctica deportiva. Requiere de un control de la respiración diafragmática y un trabajo sobre los centros de energía del cuerpo, ayudando a recuperar, mantener e incluso aumentar tu salud física. Estos ejercicios fortalecen el cuerpo y previenen el estrés, la tensión alta y la ansiedad, mejorando el sistema inmunológico.

TRX

Se trata de un entrenamiento en suspensión que aprovecha la gravedad y el peso de tu cuerpo con el uso de enganches y cuerdas que se ajustan a tu tamaño y resistencia, y proporciona mayor rendimiento incluso que el ejercicio de levantamiento de pesas habitual. Cada ejercicio del entrenamiento en suspensión desarrolla la fuerza funcional al mismo tiempo que mejora la flexibilidad, el equilibrio y la estabilidad de la parte central del cuerpo. También ayuda a reducir el nivel de grasa y a perder peso, y te dará mayor fuerza y resistencia cardiovascular.

¡Recuerda el ejercicio cardiovascular!

Son conocidos también como ejercicios aeróbicos. A diferencia de los ejercicios anaeróbicos, estos sí requieren del oxígeno proveniente de la respiración para la contracción muscular que produce el movimiento de nuestro cuerpo. Habitualmente son de baja a media intensidad, ayudando tanto a quemar grasa como a generar mayor resistencia para obtener una mejoría en la salud cardiovascular.

Puedes hacerlos de diferentes maneras: caminar a paso rápido, correr, bailar, nadar, remar, andar en bicicleta e incluso saltar la cuerda. Lo importante es elevar el ritmo cardíaco a un nivel que seas capaz de mantener por un tiempo determinado, el cual aumentará a medida que mejore tu condición física.

Hay rutinas de ejercicio guiadas por entrenadores que puedes conseguir por internet y a través de las redes sociales podrás conocer ejercicios que aconsejan corredores expertos. Te dirán dónde te puedes encontrar con ellos y cuáles son las actividades del fin de semana.

¿Te aburre realizar siempre el mismo ejercicio? También puedes alternarlo, comienza con tres días a la semana y varía la fórmula.

No tienes que ejercitarte hasta quedar agotado, lograrás más manteniendo un ritmo fijo durante 20 minutos que en un ejercicio irregular que dure el doble o el triple de tiempo.

¿Qué es mejor? ¿Aeróbico o anaeróbico?

Para mí, ningún ejercicio es mejor que el otro, pues se complementan.

Para fortalecer los músculos, tonificar y contornear el cuerpo son importantes los ejercicios anaeróbicos (sobre todo los ejercicios con pesas), y para mejorar la resistencia y salud cardiovascular son necesarios los ejercicios aeróbicos.

Por ello lo recomendable a la hora de hacer ejercicio es hacer al menos de 20 a 30 minutos de pesas y al final de 20 a 45 minutos máximo de ejercicios cardiovasculares. Es importante no excederse pues el sobre-entrenamiento también es negativo para la salud: provoca agotamientos del glucógeno muscular, impidiendo que tus músculos progresen, y produce excesiva cantidad de ácido láctico y de radicales libres, que además de dolor aceleran el proceso de envejecimiento.

¿La clave del reto muscular? Como en todo: equilibrio, constancia y moderación. Ya me habrás visto decir que todos los excesos son malos y aquí viene otro de los secretos importantes: ¡al cuerpo hay que darle descanso!

Para que tu progreso sea constante y eficiente es importante que le des reposo a tu cuerpo entre sesiones de ejercicio. Cuando haces pesas es importante que no lo hagas todos los días y que no entrenes el mismo grupo muscular más de una vez por semana, de lo contrario no permitirás que el musculo se regenere pudiendo perder incluso masa muscular, agotarás tu sistema neuromuscular y tus progresos serán más lentos.

Una rutina ideal sería entrenar con pesas de forma inter-diaria (dejando un día de descanso de por medio):

- Piernas y glúteos • Pecho, bíceps y abdominales
- Trapecios, tríceps, espalda alta y baja

Y si lo deseas, puedes hacer cardiovasculares los otros días de la semana. Debes dejar al menos un día, e idealmente dos, a la semana sin hacer ningún tipo de actividad física.

Si solo puedes disponer de dos días a la semana para hacer ejercicios, ¡vale! Pero eso sí, asúmelos como un compromiso con tu cuerpo y sobre todo con tu salud cardiometabólica y mental. Recuerda aquel dicho: "¡Mente sana en cuerpo sano!".

¡Manos a la obra!
Ya sabes, ¡las excusas no queman calorías!

Algunos trucos para ejercitarte en casa

Puedes comprar un DVD para entrenar en casa con ejercicios aeróbicos, steps o glutab, el que quieras. También hay muchos videos en internet que pueden serte útiles.

Visita www.reto6semanas.com, allí podrás encontrar diferentes videos de rutinas para entrenar en casa, tips de alimentación saludable y muchísimos consejos para lucir el cuerpo que siempre has soñado.

¡Activa tu creatividad! Atrévete a poner la música que te gusta y comienza a bailar. No hay excusas, cualquier movimiento es bueno para comenzar a ejercitarte. ¿Que no tienes tiempo?

Déjate de excusas, nadie mejor que yo las conoce. Me engañé a mí misma por mucho tiempo (que si los tres embarazos seguidos, que si la tiroides, que si la hiperinsulinemia, que si el trabajo en la Esteti- K). ¡Cambia esa actitud! ¿Qué más puedes hacer? ¿Qué otras alternativas tienes? ¡De todo! Sentadillas, abdominales, rotación de cintura, flexiones... Comienza con algunas pocas repeticiones, ve aumentándolas progresivamente, tu constancia y perseverancia son la receta del ÉXITO.

Si quieres más tips e ideas para ayudarte a asumir
TU RETO, sigue @tu_reto6semanas en Twitter
e Instagram, y El reto de las 6 semanas en Facebook.
Yo estoy aquí para apoyarte y guiarte para
que logres TU META. Sigue mis consejos y te
aseguro que comenzarás a notar
los resultados rápidamente.

Cambiando paradigmas

La mayoría de la gente, sufra o no de obesidad, se enfoca habitualmente en cuánto pesa. A partir de ahora tú tienes el conocimiento, y el conocimiento es poder. ¡Tú tienes el poder de cambiar tu cuerpo y tu calidad de vida! Recuerda que lo importante no es cuánto pesas sino cómo te ves. ¡Cambiemos ese paradigma!. No es lo mismo cómo se ven en tu cuerpo unos kilos de más en forma de grasa que unos kilos, no tan de más, de masa muscular. Tampoco se trata de caer en la vigorexia, término que hace referencia a la obsesión con el ejercicio. Como decía mi papá: "Todos los extremos, Klarita, son malos".

Así que, ¡dejemos ya las excusas y manos a la obra!
¡Asume tu Reto! ¡Sí se puede!

¿Aún insistes en que no tienes tiempo?

Si tu vida es muy compleja, viajas con frecuencia y/o trabajas todo el día fuera de casa, te levantas muy temprano y llegas a altas horas de la noche, cuando ya cerraron todos los gimnasios y en tu comunidad o edificio no existe un centro de entrenamiento, pues hoy día se ha comprobado que 5 a 7 minutos de ejercicio diario de alta intensidad pueden marcar la diferencia en cuanto a tus resultados y prevención del riesgo cardiometabólico.

Es así como te propongo un reto de 6 minutos diarios durante 6 semanas:

Puedes alternar entre:

- 6 minutos de escaladora, caminadora, saltar la cuerda, bicicleta estática a alta velocidad e intensidad, idealmente al despertarte y antes de bañarte. Esto te permitirá comenzar con buen pie cada día y elevar tu nivel de energía.
- 1 minuto de marcha rápida estática: sube la pierna derecha en modo marcha de soldado flexionada a 90°, altérnala con la izquierda de forma rápida.
- 1 minuto de sentadillas: con las piernas paralelas abiertas a la altura de tus hombros, extiende tus brazos hacia adelante buscando mantener el balance, agáchate con la espalda recta, mirada al frente y glúteos hacia afuera, sin despega los talones del piso, sube y baja durante un minuto.
- 1 minuto de flexiones: colócate boca abajo en el piso, apoya las puntas de tus pies y las palmas de tus manos y flexiona y extiende los brazos, sosteniendo el peso de tu cuerpo durante un minuto.
- 1 minuto de sentadilla con apoyo de la pared: pega tu espalda a la pared, flexiona tus rodillas de modo que tus muslos queden paralelos al piso haciendo un ángulo de 90° con tus piernas. Mantén esta posición de forma estática por 1 minuto. Contrae tus abdominales y glúteos mientras respiras profunda y fluidamente inhalando por la nariz y exhalando por la boca. Al principio quizá no logres aguantar 1 minuto, no es problema, sigue intentándolo cada día por el tiempo que puedas hasta que lo logres.

- 1 minuto de abdominales: cada día alterna un tipo de ejercicio abdominal diferente: abdominal básico, elevación de piernas, oblicuos, piernas abiertas en V... etc.
- 1 minuto de saltos abriendo y cerrando las piernas y brazos. Evita este ejercicio si sufres de las articulaciones de los tobillos, rodillas, caderas o de la columna. También puedes saltar la cuerda por un minuto. Y habrás terminado.

¡Ahora a bañarte! Tómate aunque sea cinco minutos para bañarte de forma consciente, aprovecha ese momento de intimidad para enjabonar tu cuerpo con calma masajeándolo donde sientas tensiones. Dedica esos cinco minutos a ti... piensa en tus sueños y metas, organiza tus ideas... Comienza con agua tibia y culmina tu baño con un buen chorro de agua fría para activar tu circulación y llenarte de energía positiva.

Este tipo de ejercicio, breve e intenso, puedes realizarlo a la hora del día que te convenga, incluso puedes hacerlo si lo deseas de una a tres veces al día. A veces no tenemos el tiempo de 30 minutos a una hora para ir al gimnasio, pero estoy segura de que todos podemos encontrar un espacio de tan solo seis minutos para nosotros. Está científicamente demostrado que practicar seis minutos de actividad física al día es mucho mejor que nada, tiene grandes beneficios para la salud y si podemos disponer de unos seis minutos dos o tres veces al día, pues los beneficios se multiplicarán.

Este es el único ejercicio que te recomiendo hacer al despertarte y que puedes practicar sin haber desayunado para aprovechar el impulso al pararte de la cama. Ahora sí... ¡a desayunar!

Capítulo 6

Reto terapéutico

Ya estamos claros con el reto nutricional y con el reto muscular, ¿cierto? Pues ahora te cuento que no todo es "comidita sana y la sudadita del día". Adicionalmente la medicina y la tecnología en el área de la estética han avanzado tanto que existen herramientas para darte una "ayudadita" y acelerar los resultados en cuanto a la pérdida de grasa localizada y el tratamiento y la prevención de la flacidez se refiere.

El reto terapéutico complementa y te brinda herramientas seguras y efectivas para ayudarte a contornear tu cuerpo, mejorar el tono muscular y de tu piel, además de reducir tu porcentaje de grasa corporal y así poder lograr tu "cuerpo ideal" de forma segura y saludable.

Cuando hablamos de terapéutico nos referimos a opciones de tratamientos que nos brinda el increíble avance de la medicina estética.

Se trata de utilizar la alta tecnología con técnicas NO invasivas o mínimamente invasivas en la comodidad del consultorio. Es así como puedes eliminar "los rollitos", tratar la indeseable y horrible flacidez que sobre todo a las mujeres nos preocupa o bajarle el tono a la celulitis. Hablaremos de tratamientos localizados que mejorarán tu aspecto físico sin poner en riesgo tu salud o tu vida.

Primero tienes que saber que ¡no existen los milagros! Para lograr resultados que sean efectivos a largo plazo debes combinar equilibradamente los tres pilares fundamentales de tu reto de las 6 semanas: mientras renuevas hábitos alimenticios –reto nutricional– y amplías tu rutina de ejercicios –reto muscular–, puedes complementarlo con tratamientos localizados con el reto terapéutico.

La alquimia de estos tres factores te ayudará a sacar la grasa de tu cuerpo sin tener que pasar por el quirófano. Todo está conectado. Hoy por hoy está muy difundido el conocimiento de que las dietas proteicas son las que mejor se llevan con nuestra piel. Bien indicadas y sin suspender completamente los carbohidratos (como lo hacen algunas dietas disociadas), protegen al cuerpo de la pérdida de la masa muscular propia de todas las dietas y previenen la aparición de la tan odiada flacidez.

Sin embargo, por desgracia, no siempre todo es cuestión de nutrición y ejercicio cuando de celulitis, adiposidades localizadas y flacidez se trata. La genética y el tiempo que tienes sufriendo de estos males hacen que no mejoren "solas", ni invirtiendo horas en el gimnasio. La buena noticia es que la medicina estética ha avanzado notablemente en el trascurso de los últimos años y actualmente contamos con tratamientos de vanguardia complementarios para que a través tu reto terapéutico puedas mantener a raya estos tres grandes males que nos han azotado principalmente a las mujeres (y actualmente a algunos hombres, así que chicos, no canten victoria).

Radiofrecuencia, ¡combatiendo la flacidez!

Primero la explicación técnica, para que sepas de qué se trata y no te puedan engañar por allí. La radiofrecuencia son ondas electromagnéticas que producen una vibración de las moléculas de agua dentro del tejido en que se aplican. Generan calor, estimulan la síntesis y contracción del colágeno dérmico —es decir, el colágeno que se encuentra en las capas más profundas de la piel— y producen excelentes resultados para el tratamiento y la prevención de la flacidez, además de ayudar a liberar la grasa líquida del tejido subcutáneo. Es normal que si te aplicas esta técnica sientas calor, presentes enrojecimiento en la zona y con algunos equipos de tecnología avanzada también puedes sentir contracciones musculares.

Sin someterte a una cirugía puedes lograr resultados rápidos y prolongados. El sistema que me gusta utilizar es la radiofrecuencia tripolar con campos magnéticos y electro-estimulación dinámica, que además de tratar la flacidez ayuda a reducir los depósitos de grasa localizados indeseados con seguridad y eficacia, modelando el cuerpo de manera no invasiva.

Esta tecnología proporciona una solución holística ideal para una amplia variedad de aplicaciones estéticas: reducción de la grasa y modelado del cuerpo a través de un mecanismo de drenaje linfático, reducción de la celulitis y de las marcas de estiramiento (estrías), reafirmación de la piel y contorneado del rostro; todo con un solo sistema.

La radiofrecuencia multipolar permite el calentamiento del tejido en tres dimensiones, con lo que se logra un calentamiento volumétrico (en profundidad) y progresivo del tejido que se mantiene por unas horas una vez finalizada la sesión.

Esta técnica está contraindicada principalmente en pacientes con marcapasos y prótesis metálicas en la zona de aplicación. No debe practicarse en el abdomen si la mujer tiene un DIU (dispositivo intrauterino) metálico, está en embarazo o lactando.

Así mismo, con esta nueva tecnología se aumenta la destrucción de las células de grasa y conseguirás una contracción inmediata del tejido, lo que garantiza una óptima respuesta de la piel ante la pérdida de volumen que normalmente ocurre con las dietas debido a la pérdida de peso y grasa corporal.

Simplemente la adoro. Es un complemento ideal para combatir flacidez, celulitis y adiposidades localizadas. Como siempre, hay que tener constancia y acudir, por favor, solo a especialistas.

Ultracavitación, ¡alta potencia contra las adiposidades!

Ahora bien, si de adiposidades localizadas y celulitis se trata, la solución es la ultracavitación, que es la aplicación de ondas electromagnéticas de baja frecuencia y de muy alta potencia. Para explicarte de forma rápida y comprensible, te cuento que con esta técnica se destruyen las células grasas del tejido. Es como si "explotarán" gracias a su acción de presión sobre las membranas.

¿Los resultados? Mejora notablemente la celulitis y combinada con la radiofrecuencia puede llegar a resultados impresionantes, reduciendo hasta 3 centímetros con la primera sesión de tratamiento.

En ocasiones, cuando necesitamos resultados más rápidos, podemos infiltrar suero vía subcutánea (dentro de las células adiposas), lo cual potencia enormemente los efectos de las ondas ultrasónicas, cuya penetración se ve notablemente favorecida por el medio líquido. Es una técnica SEGURA pero, de nuevo, insisto, solo debes acudir a médicos expertos en medicina estética.

La ultracavitación tiene las mismas contraindicaciones de la radiofrecuencia, es decir, pacientes con marcapasos y prótesis metálicas en la zona de aplicación; y no debe practicarse en el abdomen si la mujer tiene un DIU (dispositivo intrauterino) de contenido metálico como la T de cobre, si está en embarazo o lactando. Adicionalmente, esta técnica específicamente no debe ser usada en pacientes con triglicéridos elevados en la sangre. ¿Por qué razón?

Pues porque el 98% del contenido del adipocito (célula de grasa) está compuesto por triglicéridos y al romper la membrana de la célula, la grasa es liberada en parte a la circulación y puede elevar aún más los triglicéridos, si el paciente ya los tenía previamente altos.

Estos tratamientos pueden complementarse con la cosmética a través de algunas cremas anticelulíticas y reafirmantes existentes en el mercado. Ojo, esto no significa que una crema pueda ser capaz de erradicar la celulitis, la flacidez o la grasa localizada: las cremas ayudan a mejorar la hidratación y textura de la piel, previniendo o mejorando los signos físicos del envejecimiento. ¡Úsalas!

Carboxiterapia

Te preguntarás: ¿y el rollito de la espalda?, o ¿la odiosa "papada"?

La grasa localizada en pequeños acúmulos casi inaccesibles a otros métodos y la celulitis afean mucho tu silueta, por lo que no solo es importante tu peso sino también es esencial cuidar la acumulación de adiposidades.

Esta terapia te ayuda a combatir la celulitis, el exceso de grasa, la flacidez y el envejecimiento corporal y facial. Funciona mediante una aplicación transcutánea de dióxido de carbono (CO_2) que estimula la microcirculación de la piel. Es simple: a mayor circulación, más oxígeno y la grasita se diluye más rápido.

Estas tres técnicas, para mí, son el complemento perfecto en el tratamiento de la obesidad localizada y, por supuesto, es un pilar importante para que tu reto de las 6 semanas tenga mejores resultados. Cada paciente debe ser evaluado según sus necesidades y es el especialista quien determina qué debe utilizarse, con qué frecuencia y por cuánto tiempo. Los "paquetes" son excelentes opciones para el bolsillo pero primero tienes que estar seguro de qué es lo que realmente necesitas, y esto solo te lo puede decir un médico experto.

Recuerda que la reducción mediante tratamientos terapéuticos no invasivos sí es posible, pero para que sea armónica, saludable y duradera debe surgir como fruto de una alquimia de varios factores: alimentación equilibrada y ejercicio constante, cosmética y estética con tratamientos localizados son, definitivamente, la receta del éxito.

¡Se trata de tomar conciencia!, lo que fácil viene, fácil se irá.

Tu reto implica un cambio espiritual, físico y mental. Para verte bien no basta con hacer "dietas" y/o matarte en el gimnasio, lo primero es sentirte en equilibro dentro de tu cuerpo y estar saludable; para lograrlo tienes que convertir tu reto de las 6 semanas en tu nuevo estilo de vida que comienza ¡ahora!, en este mismo momento.

Iremos trabajando un día a la vez.
Ese es el secreto para lograrlo.
Tu reto comienza aquí y ahora.

Capítulo 7

Mi gran secreto: el poder de la mente

Los tres pilares de nuestro reto de las 6 semanas (reto nutricional, reto muscular y reto terapéutico) giran sobre el eje central: el poder de la mente.

Está comprobado que cuando "programamos" nuestro cerebro para alcanzar una meta, podemos lograrla con mayor facilidad.

Es así como el éxito en cualquier reto que asumas en la vida depende de ti, de tu actitud y constancia.

Además de seguir los 10 mandamientos del reto y los tres pilares fundamentales que he querido transmitirte, para alcanzar el éxito es vital que tomes conciencia del gran poder que tiene tu mente, que te enfoques y pongas en funcionamiento ese maravilloso poder que tienes dentro de ti.

¿Cómo desarrollarlo? Muy sencillo. Primero despídete de la palabra OBJETIVO. Cámbiala por META. En este caso, tu META es tener éxito en el reto de las 6 semanas. Perder 6 kilos en 6 semanas de forma saludable y crear un buen hábito de alimentación y vida.

Ahora bien, no todo el que asume el reto de las 6 semanas es solo porque quiere bajar de peso y listo. Muchos quieren moldear su figura porque son delgados, tienen un peso normal y, sin embargo, tienen obesidad localizada en la barriguita, cintura, caderas, etc., y lo que desean en bajar centímetros y no peso.

Otros tienen diabetes, intolerancia a la glucosa, hiperinsuli-nemia o hipertensión arterial, y su meta primordial no está solo en bajar de peso, sino en mejorar su salud metabólica y cardiovascular para mejorar su calidad de vida.

Otros piensan "lo que quiero es lucir mi cuerpo de playa en el verano" o entrar en un vestido que tenían guardado y que no les servía para asistir a un evento especial (muchas pacientes llegan y me dicen "Doctora, es que mi hijo(a) se casa y quiero estar bella para la boda").

En fin, cada quien tiene su propia motivación especial y es esa motivación la que debemos aprovechar para encender los motores y emprender con entusiasmo el viaje hacia la META.

Siguiendo estos consejos y pasos vitales, pondrás a trabajar en tu beneficio a esa mente tan especial. ¡Confía!

Poder de la mente, ¡actívate!

Aunque parezca increíble para algunos, en la vida todo es cuestión de tomar la decisión. Una vez que decides asumir tu reto y te dices "¡Sí puedo!", una serie de eventos químicos comienzan a ocurrir en tu cerebro y tu cuerpo comienza a cambiar de forma positiva encaminándose hacia tu meta.

Habla y piensa en positivo con tu meta clara en la mente: 6 kilos de grasa menos en 6 semanas. ¡Sí puedo! Viviendo un día a la vez, marcas la diferencia.

De allí en adelante es solo seguir mi regla VAP:

● Visualiza   ● Agradece   ● Persevera

Visualiza

Seguramente has oído hablar del "mapa del tesoro" o el "álbum de los sueños". Este ejercicio busca que te imagines o sueñes con tu propio mapa de vida y que conectes con tus más íntimos deseos o anhelos. Aquí se vale pensar y poner de todo, siempre en POSITIVO. Esa bella casa que viste en una revista; ese viaje soñado a una playa paradisíaca; esa noche especial, bajo la luz de las velas; ese traje de baño nuevo que te queda fabuloso después de haber perdido varios kilos y moldeado tu figura.

¿Suena como un cuento de hadas o un juego de niños? No necesariamente. Se llama VISUALIZAR y es una actividad esencial que debemos desarrollar en nuestras vidas para activar el maravilloso poder de la mente. Este es mi primer secreto: VISUALÍZATE.

Me veo delgado = SOY SALUDABLE.

Agradece

Está comprobado que nuestro bienestar interior se fortalece cuando agradecemos. Seguro que cuando te obsequian algo realmente especial o te dan un detalle sin esperarlo, agradeces con una sonrisa que viene desde adentro, sincera y emotiva. Desde pequeños nos enseñan que una de las palabras más poderosas es GRACIAS.

Te invito a que actives tu centro de energía, tu mente y espíritu y AGRADEZCAS y celebres cada logro que tengas en el camino para alcanzar tu META.

¿PERDISTE 100 GRAMOS?
¿RECHAZASTE ESE CHOCOLATICO
QUE TE OFRECIERON?
¿HICISTE TUS EJERCICIOS
AUNQUE TUVIESES FLOJERA?
¿BAJASTE UN CENTÍMETRO DE CINTURA?
AGRADECE... AGRADECE... AGRADECE...

Persevera

"El que persevera... alcanza". Cuántas veces no has escuchado esta frase. Todo es cuestión de actitud. Si Miguel Ángel Buonarroti no hubiese perseverado en su meta, no hubiera terminado la Capilla Sixtina. Así que cual Miguel Ángel, tú también puedes pintar y esculpir: TU CUERPO.

Repite día a día: "¡Sí se puede! ¡Yo sí puedo!".
Mantente firme y con el FOCO en tu META.

Organízate y programa tu mente y tus sentidos en función de TU reto de las 6 semanas, y te sorprenderán los resultados. Estoy segura de que ¡TÚ SÍ PUEDES!

VISUALIZA + AGRADECE + PERSEVERA

Tips para el éxito de tu reto de las 6 semanas

Ten claridad en tus metas

Si tienes tus metas claras, aumenta tu energía. Si entiendes la razón y el sitio a dónde vas, la energía es más abundante, lo cual te trae grandes resultados.

META:

1 kilo menos por semana = 6 kilos en 6 semanas
ESTOY SALUDABLE.

Encuentra tu motivación

Mejorar mi salud, mi calidad de vida, mi autoestima, mis relaciones personales, mi sexualidad, rejuvenecer (estas son mis motivaciones personales, las tuyas pueden ser estas u otras más, que tus sueños sean la medida). Escríbelo:

Mi motivación es:

_____

_____

_____

_____

_____

Pequeños retos diarios/grandes resultados

Es lo que nos da la velocidad en los resultados. Hacer cosas chiquitas por nosotros mismos y dar un paso a la vez (con dieta equilibrada y actividad física), agradeciendo cada resultado por pequeño que parezca. Esto nos estimula, nos centra y nos da más velocidad.

Ejemplos:

- Ir al supermercado y comprar solo alimentos saludables recomendados para tu reto de las 6 semanas. Recuerda llevar siempre tu lista de mercado y compra solo lo que está en esta.
- Subir por las escaleras en vez de por el ascensor si no puedo ir al gimnasio.
- Me planteo hacer un abdominal más cada día.
- Tomo un vaso de agua más cada semana hasta lograr tomar de 6 a 8 vasos de agua al día.

Haz una sola cosa pequeña a la vez y celébrala.

Y MUY IMPORTANTE: ¡AGRADECE! Si solo pude hacer un abdominal, agradezco... Poco a poco, con la meta clara y en equilibrio, podrás hacer 2, 3... 10... o más.

Recuerda que la gratitud es la llave
que abre todas las puertas... ¡Prueba!
Seguro también le abrirá la puerta a tus kilos de más
para que no regresen nunca.

Enfócate

Si tienes claras tus metas y estás en equilibrio, podrás enfocarte en asumir cualquier RETO que se te presente en la vida, con actividades o acciones que conducirán inevitablemente a resultados más grandes. El enfocarte te da mayor precisión, lo que se traduce en certeza, evitar el desgaste y lograr más con menos esfuerzos.

Imagínate desde ya con esos 6 kilos menos y planifica lo que tienes que hacer para lograrlo: escríbelo, inscríbete en el gimnasio o planifica, agenda en mano, día, hora, lugar y duración de tu reto muscular. Planifica tus comidas (no improvises); esto a mí me ayudo a enfocarme y mis pacientes me cuentan que les ha sido muy útil como estrategia, así que planifícate.

ENFÓCATE y luego comparte conmigo tus logros
por Twitter, Instagram @tu_reto6semanas,
o enviándome un correo a klarasenior@ reto6semanas.com
para celebrarlos y agradecer juntos.

Confía en ti

Tú tienes la capacidad de lograr cualquier meta que te propongas en la vida. De eso estoy plenamente segura. Si yo pude y otros pudieron, TÚ TAMBIÉN PUEDES. La confianza viene de creer en ti, de la preparación, del conocimiento y del éxito, de dar pasitos pequeñitos. La claridad, el equilibrio y el estar "enfocado en la meta" (visualización) aumentará tu confianza y te traerá grandes resultados.

Busca apoyo

¡Inspírate! ¡Motívate! Otras personas iguales a ti lo han logrado. Yo estoy aquí para apoyarte donde sea que te encuentres. Si lo necesitas, ¡escríbeme!

Apóyate también en tu familia y amigos, que te estimulen, y aléjate de la gente tóxica que te critica o que te resta. Cuando queremos asumir un reto y alcanzar nuestras metas, no podemos permitirnos darle cabida a comentarios que no sean positivos. Si alguien te dice que no puedes, ¡aléjate! Nadie tiene derecho a coartar tus sueños, aspiraciones o metas.

Así que despídete YA de esos kilitos de más, pero sobre todo crece en tu interior, fortalece tu espíritu y tu mente, para que la ansiada META llegue más rápido. Es parte de "TU RETO DE LAS 6 SEMANAS".

La salud y la belleza se construyen desde adentro,
y tu cuerpo no es más que el reflejo exterior
de lo que piensas de ti... ¡Quiérete!
¡Acéptate! ¡Confía en ti! Este es mi gran secreto.

Ayudas para activar el poder de tu mente

La fórmula, que para mí es casi mágica, de VISUALIZACIÓN, AGRADECIMIENTO Y PERSEVERANCIA, es algo que tienes que practicar con fe y optimismo para encontrar tu motivación.

Tienes que CREER EN TI, que en efecto, tu mente es poderosa y puede ayudarte a vencer la ansiedad, el estrés y los obstáculos que se presenten en el camino hacia tu ansiada meta.

Pero, ¿qué sucede si te sientes desmotivado, no sabes cómo comenzar a programarte o no estás consciente de tus logros por pequeños que sean? He tenido pacientes que aun luciendo estupendas piensan que están "gordas" o "viejas". Cuando esto ocurre, cuando te sientes "fea" y todo el mundo habla de lo bien que te ves, tienes que pensar y reconocer que puedes tener un problema de autoestima, que es necesario combatirlo en paralelo a cualquier tratamiento contra la obesidad o antienvejecimiento que realicemos.

Si te sientes como "el patito feo", si estás mal por dentro, nada de lo que hagamos podrá hacer que te sientas bien contigo mismo.

Así que, ¡es momento de buscar ayuda psicológica profesional!

En el reto de las 6 semanas, dependiendo de la historia médica y personal de cada paciente, suelo recomendar "una ayudita extra" que te guíe para encontrar y aplicar tu fórmula mágica.

Generalmente es a elección de cada quién. Creo que las terapias son "un traje a la medida". De hecho, una de las recomendaciones que hacen los cirujanos antes de hacer una operación como el bypass gástrico es que el paciente busque ayuda psicológica. ¡Ese poderoso PODER DE LA MENTE hay que liberarlo! Y a veces no encontramos la forma de hacerlo solos y es allí cuando debemos aceptar que necesitamos una ayuda adicional.

Aquí te dejo mi lista de técnicas de apoyo psicológico con las que he visto mejores resultados tanto en mí como en mis pacientes.

Explora, indaga y ve cuál de estas terapias se ajusta más a tu personalidad, necesidades y estilo de vida.

- Terapia cognitivo-conductual
- Hipnosis
- Técnicas de liberación emocional (TLE)
- Programación neurolingüística (PNL)

Estas terapias, a criterio del médico o del psicoterapeuta, se pueden usar por separado o en algunos casos hacer una "mezcla" que permite, en un corto plazo, "una reprogramación de la mente" de forma segura, indolora, no invasiva, rápida y altamente efectiva para la reducción de peso. Te explico en qué consiste cada punto:

Terapia cognitivo-conductual

La psicoterapia cognitivo-conductual te ayudará a ver con claridad "qué deberías cambiar y cómo puedes hacerlo". El terapeuta te invita a que observes primero tu conducta, pensamientos y sentimientos, así como la relación que existe entre ellos y tus hábitos alimentarios, de modo que encuentres otras alternativas más beneficiosas que puedas poner en práctica en tu vida diaria.

Este tipo de terapia te puede ayudar a reconocer y tratar los problemas de autoimagen corporal, belleza, salud, autoestima, impulsividad y demandas afectivas. Incluso, puede ayudarte a modificar tu estilo de resolver problemas o identificar síntomas depresivos de los que no te habías dado cuenta y a manejar la ansiedad.

Hipnosis

Bien conocido, es la forma tradicional de inducir, a través de la relajación y guía, un trance para que el terapeuta pueda llevar al subconsciente elementos que "cambien un patrón o modifiquen conductas".

Técnica de liberación emocional (TLE)

Cualquier problema que tenga una persona, sea emocional o físico, produce un bloqueo en los flujos de energía del cuerpo humano. A través de esta técnica, que es una combinación entre la acupuntura (sin aguja) y la psicología, se libera esa energía que se encontraba bloqueada. Es como si te quitaran un peso de encima.

Programación neurolingüística (PNL)

Se basa en el descubrimiento de que cambiando cómo pienso puedo transformar *lo que pienso*. De esta manera, se pueden transformar las limitaciones personales en recursos para obtener resultados favorables en corto tiempo. Bien dicen por allí que no podemos obtener resultados diferentes si hacemos siempre las mismas cosas.

Tienes que verlo como un cambio que va de adentro hacia afuera. Cuando entendemos específicamente cómo creamos y mantenemos nuestros pensamientos y sentimientos internos los podemos reemplazar por otros más útiles. De esta manera, activando el poder de la mente, puedes aprender a manejar los hábitos y aspectos emocionales que te llevaron a tener sobrepeso.

En tu proceso también pueden ayudarte diferentes técnicas de relajación, meditación, yoga, reiki, terapias alternativas como acupuntura, acupresión, flores de Bach y masajes relajantes, entre otras muchas terapias complementarias.

Lo importante es que "te ocupes de ti"
y que comiences a darle la importancia que mereces.

Capítulo 8

El peligro de las dietas disociadas

Olvídate de esas dietas locas que te proponen comer pollo con melón, piña con atún o, peor aún, huevo con chuleta y tocineta... Para vernos bien tenemos que comer de todo ¡equilibradamente! La verdad es que para poder lograr nuestra ansiada meta de perder peso, bajar el porcentaje de grasa corporal, mejorar tu estado de salud y que los resultados se mantengan en el tiempo, mi mejor consejo es que dejes de pelear contigo, de una vez por todas, y ¡NO HAGAS MÁS "DIETAS DISOCIADAS"!

¡Reconcíliate con la comida!

Pero, ¿qué son las dietas disociadas? Son esas dietas locas que suenan hasta absurdas y que te proponen comer solo un alimento o grupo de alimentos, que adicionalmente pueden ser extremadamente bajas en calorías y no aportan los nutrientes necesarios al organismo, poniendo en riesgo tu salud y tu vida.

Este tipo de "soluciones rápidas" puede que funcionen a corto plazo, pero sus resultados son también por corto plazo y te explicaré por qué: al pasar hambre y/o comer solo proteínas y grasas durante largos períodos de tiempo, ponemos al organismo en un estado de emergencia, lo que produce aquello que los médicos llamamos "cuerpo cetónico", que es la liberación de ciertos químicos que suministran energía al corazón y al cerebro en situaciones extremas, acabando con tu masa muscular. Sí, claro que se pierde peso, pero a expensas de la pérdida de masa muscular, es decir, "te comes tus músculos".

Cuando, por ejemplo, eliminas los carbohidratos, que es una de las cosas más frecuentes que uno "escucha por allí", el organismo lleva al metabolismo a la degradación de las proteínas que tiene almacenada para construir metabolitos que puedan mantenerte pensando y con energía. Esto quiere decir que el peso que estás perdiendo es de tu masa muscular. Lo más grave es que tu grasa permanecerá allí intacta o, incluso peor, estará creciendo y acumulándose más en todo tu organismo, incluyendo tu hígado y tus arterias coronarias (sí, esas que se encargan de nutrir tu corazón).

Así, la primera vez que te sometes a una dieta extrema, es probable que pierdas peso rápidamente. Y también es muy probable que lo recuperes rápidamente. La segunda vez, debido a la pérdida de masa muscular ocurrida, te costará un poco más perder el mismo número de kilos con la misma velocidad que los perdiste antes; la tercera o cuarta vez que hagas esa misma "dieta" seguro te irá costando cada vez más perder peso, llegando a un punto en el que no habrá manera de que bajes ni un gramo, porque tu masa muscular y tu metabolismo se deterioraron de tal manera que más bien tu cuerpo será propenso a verse flácido y a acumular gran cantidad de grasa en zonas indeseadas (incluyendo tu abdomen, tus caderas, tu hígado y tus arterias).

Aquí ya no estamos hablando de un "problema estético", estamos hablando de un problema de salud, pues estás poniendo en riesgo tu corazón... ¡Tu vida!

Consumir carbohidratos y grasas ¡NO ES PECADO!

La importancia de los macronutrientes

Las proteínas, los carbohidratos y las grasas son los nutrientes fundamentales del organismo. Los necesitas porque aportan la energía metabólica requerida para el desenvolvimiento saludable de las funciones del cuerpo; esta energía es la que se mide en calorías.

Consumir carbohidratos y grasas no es pecado, son necesarios.

Solo se trata de consumir la cantidad adecuada del tipo adecuado.

Los carbohidratos junto a las proteínas construyen músculo y ayudan a funcionar correctamente al cerebro. Las grasas controlan la producción de hormonas esteroideas como el estrógeno, la testosterona y la progesterona, y si no las consumes descontrolas esta producción. Por eso a mí me preocupan los extremos.

Tener un porcentaje de grasa menor al recomendado también puede traerle efectos negativos a nuestra salud. Las mujeres podrían incluso perder la menstruación, poniendo en riesgo su fertilidad.

Por eso me preocupan mucho estas dietas "de moda" que son tan peligrosas. Procuras verte bien de manera no saludable y terminas por descomponer tu cuerpo por completo. ☐

Trastornos alimentarios

La anorexia (cuando prácticamente dejas de comer para adelgazar), la bulimia (cuando comes y luego induces el vómito para no engordar) e incluso la ortorexia (la obsesión por comer sano) y la vigorexia (obsesión por el ejercicio) terminan por acabar con tu salud física y emocional, condenándote a una pobre calidad de vida. La falta de consumo de los macronutrientes esenciales en la anorexia, o la mala absorción de los mismos que se produce con la bulimia, alteran el estado nutricional y deterioran el cuerpo incluso desde el punto de vista neuronal (nervioso), trayendo ansiedad y depresión a quien las sufre.

Cuando te sometes a una dieta hipocalórica en la que disminuyes mucho la ingesta de carbohidratos, pierdes energía, te cuesta hasta pensar e incluso los ojos se pondrán tristes y te dejarán de brillar. Cuando alguien hace este tipo de "dieta" es fácil saber cuándo la rompe porque al rato de comer carbohidratos sus ojos recuperan su brillo natural.

Igualmente, el cuerpo requiere descanso para recuperarse y renovarse. Cuando las personas se obsesionan con vivir un "estilo de vida saludable" y entrenan todos los días, sometiéndose a largas sesiones de alta intensidad sin darle descanso al cuerpo, no solo tienden a no progresar adecuadamente sus músculos, sino que se agotan neurológica y mentalmente hablando, disminuyendo incluso el proceso de renovación cutánea (de la piel), lo que produce una gran cantidad de radicales libres y conduce a un proceso de envejecimiento acelerado.

¿Mi mejor consejo?

¡Evita los extremos! Sigue los tres pilares de tu reto de las 6 semanas y cumple tus 10 mandamientos. De esta forma no pondrás tu cuerpo en riesgo sino todo lo contrario, estarás viajando camino hacia la recuperación de tu salud y alcanzarás una mejor calidad de vida.

Tu mejor RETO será no volver a pasar hambre nunca más, ni comer cosas aburridas sin sabor; tu RETO será cambiar tu estilo de vida, que tus ojos nunca dejen de brillar.

Con el reto de las 6 semanas tendrás la energía que necesitas para desempeñar tus actividades diarias y tu cuerpo se va a mantener intelectualmente funcional, rejuvenecido y ¡SALUDABLE!

Segunda Parte

El reto de las 6 semanas

El reto de las 6 semanas

¿QUÉ PODRÍAS PERDER?
¡Inténtalo! ¡Asume tu reto!
ES FÁCIL COMENZAR. Todo lo que necesitas
es ¡tomar la decisión!

Un factor súper importante a la hora de asumir tu RETO es... ¡que sea divertido! Participa conmigo y con toda la comunidad de @tu_reto6semanas en Instagram y Twitter. Te aseguro que descubrirás que el intercambio social con otras personas, compartir tus resultados y los de otros y el reconocimiento te ayudarán a sentir una constante emoción y a mantener la motivación que necesitas para llegar a LA META: ¡6 kilos de grasa menos en 6 semanas! ¡Así de simple!

Igualmente, yo, a través de @klarasenior, junto a todo mi equipo de trabajo te daremos continuamente herramientas para que mantengas el entusiasmo. Celebraremos cada uno de tus logros hasta que alcances tu meta. Como miembro de nuestra comunidad saludable, nuestro compartir y emoción motivará e inspirará a otras personas a unirse al reto de perder peso y ganar salud en tan solo 6 semanas. Te aseguro que con este sorprendente RETO disfrutarás de compartir con gente y de estimularse mutuamente para lograr resultados increíbles mejorando tu salud y calidad de vida al mismo tiempo.

¡Acepta el reto!

¿Cómo comenzar?

A continuación encontrarás una guía con todo lo que necesitas para emprender tu RETO de las 6 semanas y alcanzar el éxito, mejorando tu salud y calidad de vida. Sigue leyendo y descubre lo fácil que es cambiar tu vida.

Con este extraordinario reto disfrutarás al lograr resultados increíbles en tu cuerpo y mejorar tu salud al mismo tiempo. ¡Asume tu RETO hoy mismo!

Lo primero que tienes que hacer es firmar el compromiso contigo:

¡ACEPTO EL RETO!

_____

Tu firma

Capítulo 9

Bases para seguir del reto de las 6 semanas*

¿Cómo lo haces? Paso a paso. A partir de hoy te doy la más cordial bienvenida a tu reto de las 6 semanas. La buena noticia es que al tomar la decisión de asumir el reto de las 6 semanas y decirte ¡ACEPTO EL RETO! tienes más de la mitad de la batalla ganada.

Te invito a dejar de lado los obstáculos que encuentres en el camino... Definitivamente ¡LAS EXCUSAS NO QUEMAN CALORÍAS!

El cambio comienza desde adentro con el poder de tu mente. Estamos aquí para guiarte donde quiera que estés y donde quiera que yo me encuentre.

¡El reto comienza HOY y culmina en 6 semanas!
¡Vamos! ¡Sí se puede!

Recuerda que no es una competencia con nadie más, el reto es contigo, es por ti y para ti. Tu premio y mayor satisfacción será haberlo logrado, poder verte con alegría al espejo al notar los cambios en tu cuerpo, entrar en ese traje o en esos jeans que no te servían y, mejor aún, mejorar tu salud, tu calidad de vida y tu autoestima.

- Ya sabes que una de las primeras cosas que debes hacer es tomar tu peso y medidas y anotarlas en la tabla de control y seguimiento de mediciones antropométricas que te facilité anteriormente. Pésate y mídete solo una vez por semana.

  Pesarte a diario solo genera ansiedad y en ocasiones incluso frustración, porque nuestro peso suele oscilar a veces 1 o 2 kilos de la mañana a la noche. Así que hazlo en la mañana al despertarte y preferiblemente sin ropa (o usa siempre la misma ropa, pues si te pesas un día con ropa ligera de gimnasio y otro con unos jeans que pesan mucho más (a veces hasta 1 kilo), pues podrías no notar entonces los descensos reales de tu peso entre una semana y otra.

- Igualmente te recomiendo tomarte al menos tres fotos: de frente, perfil derecho y perfil izquierdo (si consigues ayuda, que te tomen una de espalda). Elige tomártelas en traje de baño o con una ropa que te quede ajustada (de esas que casi te sacan el aire). Recuerda que esta será la mejor medida de evaluación que podrás tener. Y al finalizar tu reto de las 6 semanas toma de nuevo las fotos con la misma ropa, te aseguro que te sorprenderás.

- A lo largo de estas 6 semanas te estaré brindando las mejores herramientas de nutrición, ejercicios, tratamientos complementarios y estrategias que te ayudarán a manejar la ansiedad para que logres alcanzar tu meta. Mantén este libro en tu mesa de noche o en tu cartera. Comparte tus logros conmigo y con toda nuestra comunidad saludable a través de @klarasenior y/o por @tu_reto6semanas usando el hashtag #reto6semanas en Instagram y Twitter. Comparte más ampliamente tu experiencia conmigo en Facebook El reto de las 6 semanas, busca mis entrevistas y tips en mi canal de YouTube del mismo nombre y suscríbete a nuestro newsletter a través de nuestro portal web www.reto6semanas.com para que te mantengas al tanto de las novedades y los tips para seguir tu reto. Y si necesitas ayuda personalizada, no dudes en contactarme.

- ¡Asume tu reto muscular! ¡Reta a tus amistades a asumir el reto de las 6 semanas! Inscríbete en el gimnasio, en pilates o únete a algún grupo de entrenamiento al aire libre. Distraerte, apoyarte y dar apoyo a otros es muy reconfortante. Verás lo divertido y motivador que es compartir tus retos con gente que anda en la misma nota que tú.

- Y si puedes acude al instituto médico de estética más

cercano (averigua primero la reputación del sitio y si está dirigido por médicos) y asume tu reto terapéutico para ayudarte a bajar más rápido la grasa localizada y a evitar la flacidez. Si comienzas los tres retos juntos, la alquimia de los tres hará que tu pérdida de grasa sea armónica y evitará la flacidez.

De lo abstracto a lo práctico

"¡Ya tomé la decisión de asumir el RETO! ¡Llegó la hora de comenzar!

Ahora, ¿qué hago? ¿Por dónde empiezo?". Estas son las preguntas que siempre me hacen y que ahora te responderé.

Comencemos haciendo "una fiesta"

Lo primero que quiero que hagas es revisar la despensa de la casa para descubrir dónde tientes escondidos los posibles saboteadores: dulces, chocolates, granolas, comidas procesadas, caramelos, pasabocas, quesos y similares. ¡Sácalos de tu despensa y come todos los que quieras y/o puedas! Así como lo lees, ¡todos! Y lo que no te quepa en "la barriga", lo botas a la basura (podría decirte que los regalaras, pero no sé si sean el mejor obsequio para alguien).

Si tienes hijos, te aseguro que ellos tampoco necesitan de este tipo de alimentos para vivir y les estarás haciendo un gran favor.

Recuerda que los hábitos se construyen desde pequeños y en casa.

Los niños hacen lo que nosotros hacemos, no lo que nosotros decimos.

Además, nadie se ha muerto de una "deficiencia de dulces", así que, por favor, no me digas que no puedes hacer eso "por tus niñitos". ¡Fuera las excusas!

No te estoy diciendo que nunca más van a poder probar un postre o una rica lasaña con todo, te estoy diciendo que este tipo de alimentos los debemos comer solo de vez en cuando. Si no los tienen en tu despensa, pues dejan de ser una tentación. Cómpralos solo en el momento en que vayas a comerlos (ya te diré cuándo y cómo hacerlo, sin que te hagan daño ni saboteen TU RETO).

Si no tienes "nada pecaminoso" en tu despensa o debajo de tu cama, entonces te invito a ir HOY al restaurante o a la pastelería que más te gusta, pide tu plato favorito, incluyendo el postre de tus sueños (si es que te gustan los dulces), y come todo lo que puedas como si estuvieras en una fiesta (entrada, plato principa l, postre y, si deseas, cierra con un buen café o mocaccino). Haz de este día una gran celebración, toma igualmente tus bebidas favoritas (sin importar si es tipo gaseosa o si es una bebida alcohólica).

Es MUY, MUY IMPORTANTE que comas sin límites todo lo que desees hasta quedar full. HOY COME TODO LO QUE QUIERAS SIN CULPAS NI REMORDIMIENTOS, porque estamos de fiesta. Esta será para darle la despedida a tus viejos hábitos y dar paso a los nuevos... ¡Démosle así la bienvenida a tu nueva vida!

En este momento seguro te estarás preguntando el porqué de esta indicación... y esto obedece a dos razones primordiales:

- No podemos iniciar un cambio de hábitos con una necesidad insatisfecha (el deseo y la angustia del dulcecito o de comer la pasta que tanto nos gusta) porque entonces tendremos siempre en mente que "tengo tiempo que no como esto o aquello" y se convertirá en un deseo/necesidad que buscarás satisfacer inconscientemente. Así que, adelante, prevengamos que esto nos ocurra comiendo el primer día todo lo que nos provoque.

- ¿Has ido a una fiesta o cena donde sales diciendo: "oye, creo que comí demasiado"? ¿Recuerdas cómo te sientes al día siguiente? Habitualmente, cuando vamos a una fiesta y nos sometemos a estos excesos, al día siguiente amanecemos casi sin hambre y por lo general nuestro propio cuerpo nos pide "comer ligero".

¡No hagas trampa! ¡No lo reflexiones! ¡Solo hazlo!

Llegó la hora de las compras, ¡vamos al supermercado!

Y con la "barriga llena" iremos al supermercado, lista de compras en mano. Compra solo los alimentos de la lista.

Está comprobado que cuando vas al supermercado sin comer, con hambre y sin tener claro lo que vas a comprar, metemos en el carrito cualquier cosa que vamos encontrando por los anaqueles y, por lo general, la tendencia natural es a tener preferencia por cosas llenas de carbohidratos simples, azúcares y grasas (y más si cuando entramos están horneando un pastel).

Para prevenir esto ¡SIEMPRE QUE VAYAS AL SUPERMERCADO ASEGÚRATE DE HABER COMIDO ANTES Y DE LLEVAR TU LISTA DE COMPRAS SALUDABLES EN MANO!

Al no comprar panadería, dulces industriales, azúcar y alimentos procesados, te aseguro que te será súper fácil llevar adelante TU RETO. O ¿nunca te ha pasado que abres la nevera treinta veces sin hambre y te comes "algo" sin pensar porque estaba allí a la vista y no tenías claro lo que buscabas?

La idea es minimizar este riesgo comprando solo lo que necesitas y comiendo cada tres horas para controlar estos "ataques de comer un algo no definido"... ¿Me sigues?

Esto va también para cuidar a los pequeños de la casa. Olvida eso de comprarles a tus hijos meriendas de galletas dulces y juguitos industriales llenos de azúcar. Ellos pueden (y deberían) comer lo mismo que tú, obviamente sin extremos. Para ellos sí comprarás todas las frutas y podrás darles la fruta entera o un juguito natural; ellos podrán comer carbohidratos incluso después de las 2 de la tarde, no hay problema en que les des arroz o una arepita en la cena, pero te puedes ahorrar la margarina y los lácteos derivados de la vaca, tú no los necesitas y ellos tampoco...

¿Sabías que numerosos estudios médicos avalan que el consumo excesivo de azúcares, dulces y chocolates en niños produce "hiperactividad" y empeora a quienes padecen de déficit de atención? Seguramente te ha ocurrido que tu bebé estaba muy tranquilo y luego de comerse una copa de helado de chocolate con galletas comienza casi que "a subirse por las paredes" y se vuelve incontrolable; esto ocurre por el efecto estimulante del azúcar. ¡Ojo! Nuevamente te digo: no es que le vas a quitar todos los dulces para siempre, solo asegúrate de no dárselos a diario y de que tenga luego espacio para brincar y correr para "quemar toda esa energía". Además, de esta forma la merienda de tus hijos no será para ti una tentación latente en tu despensa.

La clave del éxito, ¡planifica tus comidas!

Operativamente, una de las claves más importantes para lograr superar cualquier RETO que asumas en la vida es la planificación.

Es tener claro qué, cómo y cuándo vas a comer (ya el para qué lo conoces).

¿Qué vas a comer?

Los alimentos que tienes en la lista de mercado que te estoy facilitando.

Con las combinaciones que te propongo en los menús que te daré en breve, verás ejemplos de cómo planificar tus horarios de comida y todas las comidas que realizarás en el día.

¿Cómo vas a preparar los alimentos y cómo los vas a distribuir?

Ya tienes claros los 10 mandamientos del reto de las 6 semanas, ¿cierto? Con base en esas premisas te estoy facilitando ideas saludables, sabrosas y creativas para preparar tus alimentos.

La planificación es clave

Si trabajas y tienes que estar todo el día fuera de casa, lo ideal es que planifiques tus semanas con antelación; por ejemplo, yo lo hago los domingos. Cocino para por lo menos tres días y a veces incluso para la semana completa, y congelo la comida ya cocinada separada por porciones para solo descongelarla y calentarla a la hora de comer.

Me llevo mi lonchera al trabajo (igual hago con mis niños) y planifico con antelación mis meriendas. Cuando me toca un día de estar en la calle más que en mi consultorio, la llevo conmigo en mi cartera de tal forma que no me agarre el hambre desprevenida en la calle... momento en que uno puede, por la desesperación por comer, optar por lo primero que encuentre en el camino.

Así que siempre cargo en la cartera: chicles sin azúcar, una o dos bolsitas de frutos secos tipo almendras o marañones de 25 a 30 gramos, y en mi oficina tengo siempre manzanas, duraznos, fresas o mandarinas en la nevera. (Recuerda que luego de los primeros 15 días de tu reto de las 6 semanas podrás comer frutas). Más adelante también encontrarás diversas opciones para las meriendas ricas y saludables.

¿Cuándo vas a comer?

Esto ya lo sabes, ¿cierto? ¡Cada 3 o 4 horas! Si te pasa, como a muchos de mis pacientes, que se distraen y no recuerdan hacer las meriendas, ¡pon tu alarma del celular! Hasta que te acostumbres y tú alarma biológica te avise que es hora de merendar.

Capítulo 10

Los primeros 15 días de tu reto de las 6 semanas

Los horarios de las comidas

En los primeros 15 días de tu reto de las 6 semanas, distribuye tus comidas a lo largo del día de la siguiente manera:

	Hora	1º alimento	2º alimento	3º alimento	Frutas
Horario de comidas para las primeras dos semanas					
Comida 1 Desayuno	7:00 am	Proteínas	Carbohidratos complejos	Vegetales o ensalada	— — — — —
Comida 2 Merienda am	10:00 am	Proteínas	— — — — —	Vegetales o ensalada	— — — — —
Comida 3 Almuerzo	1:00 pm	Proteínas	Carbohidratos complejos (opcional)	Vegetales o ensalada	— — — — —
Comida 4 Merienda pm	4:00 pm	Proteínas	— — — — —	Vegetales o ensalada	— — — — —
Comida 5 Cena	7:00 pm	Proteínas	— — — — —	Vegetales o ensalada	— — — — —
Comida 6 2° Merienda pm	10:00 pm	Proteínas (opcional)	— — — — —	Vegetales o ensalada	— — — — —

Observaciones:

- El horario de comida es solo referencial. Si estilas levantarte más temprano, pues comes antes. Recuerda que debes comer durante el transcurso de la próxima hora luego de despertarte. Es decir, si te despiertas a las 5 am, lo ideal es que comas antes de las 6 am.
- Recuerda que a partir de la hora de tu desayuno lo recomendable es que comas cada 3 o 4 horas máximo.
- Si tu hora de despertarte es muy temprano (4 o 5 am) es recomendable que en tu merienda de media mañana también incluyas algo de carbohidratos complejos para que así sea como un segundo desayuno.
- Si sueles entrenar en la mañana luego de despertarte, toma un desayuno más ligero en el que siempre combines algo de proteínas y carbohidratos complejos antes de hacer ejercicio. Luego desayuna completo después de entrenar, aprovechando lo que los entrenadores y deportistas llaman la "ventana de oportunidad", de 15 a 30 minutos después de entrenar, donde el musculo está como una esponja y absorbe rápidamente lo que comes para reponer las reservas de glucógeno, regenerar las fibras musculares y ayudar a recuperar (reponer) la energía gastada.
- Si sueles tener ataques de ansiedad por las tardes y sientes hambre antes de las 3 horas después del almuerzo, toma 1 vaso de agua, café recién colado o té caliente y/o una gelatina de dieta, y si aún sigues con hambre puedes adelantar la hora de la merienda. Mantén a mano siempre agua en una botellita o termo y una opción saludable que comer (en tu casa, el bolso, los cajones del escritorio de tu oficina y el carro). Ten siempre presente que en la planificación y prevención está gran parte de tu éxito. ¡Sí se puede!
- Si trabajas o te duermes luego de la medianoche (cosa que es muy frecuente) y te despiertas a las 12 del mediodía, por ejemplo, esa es la hora en que comienza tu día con el desayuno. Puedes ir a las 3 pm directo al almuerzo, merendar a las 6, cenar a las 9 y hacer una

merienda nocturna a las 12 de la noche. Si tu trabajo implica que estés despierto toda la noche, deberás hacer una nueva comida a las 3 am y otra a las 6 am que combine proteínas con vegetales y/o ensaladas con algo de carbohidratos complejos (1 rebanada de pan integral, 6 rueditas pequeñas de casabe, 3 galletas integrales

- El mantenerse despierto toda la noche altera el ritmo circadiano (normal) de producción hormonal y es muy probable que si suspendemos los carbohidratos totalmente en la noche tiendan a darte ataques de ansiedad y "ganas de comer dulces". Así que siempre es mejor prevenir y comer una pequeña dosis de carbohidratos en las madrugadas de "guardias", pues se controlan bastante bien estos ataques de ansiedad.

Si según las medidas e índices antropométricos que evaluamos en el capítulo 2 no entras en el rango del sobrepeso ni de la obesidad generalizada, y más bien lo que tienes es un poco de grasa indeseada, puedes eliminar durante la primera semana los carbohidratos almidonados del almuerzo. Nunca elimines los del desayuno porque de hacerlo así perderías mucha masa muscular y no es la idea.

Los menús

Aquí te dejo varios menús como opciones para tus comidas. Lee y sigue primero los menús y luego, si quieres más ideas para variar tus desayunos, ve a la sección de recetas del libro. Si tienes dudas, ve ya a Instagram y/o Twitter @tu_reto6semanas y @klarasenior, y con gusto estaré allí para acompañarte y resolver tus inquietudes.

También sería divertido y muy estimulante que compartieras conmigo tus recetas y platos favoritos y me mandaras fotos de tus avances periódicamente. Así podremos demostrarles a otros que necesitan motivarse que ¡sí se puede! y seguiremos construyendo nuestra comunidad saludable (recuerda siempre usar el hashtag #reto6semanas).

A continuación te presento seis opciones de desayunos, meriendas, almuerzos y cenas para tu reto de las 6 semanas, así podrás armar tu menú de acuerdo a tu conveniencia. Escoge cada día un desayuno, una merienda matutina, un almuerzo, una merienda en la tarde y una cena para completar tus cinco comidas del día, y si estás despierto hasta tarde, repite la merienda de la tarde tres horas luego de tu cena.

Recuerda, desde que te despiertes debes comer cada tres horas.

¡Pon tu alarma periódica en tu celular, reloj o computadora!

El desayuno

Jamás me cansaré de repetir que el "des-ayuno" es la principal comida del día. ¡La más importante! Come siempre al despertarte (no dejes pasar más de una hora para desayunar). "Des-ayunar" te dará la energía necesaria para arrancar tu día mejorando tu rendimiento físico y mental. Te ayudará a evitar la ansiedad vespertina (de las 4 pm) y a controlar el hambre, además de disminuir el riesgo de sufrir de hiperinsulinemia, síndrome metabólico y diabetes. Y hará que pierdas peso y grasa mucho más rápido.

Un buen desayuno debe tener siempre:

- Proteínas de alto valor biológico
- Carbohidratos complejos de tipo almidonado y no almidonado
- Grasas saludables

Las primeras dos semanas vamos a restringir las grasas sobreañadidas y a disponer solo de las que nos brindan los alimentos en sí mismos. Es decir, no vamos a cocinar ni agregar aceite a nada. Luego iremos, poco a poco, integrando las grasas a nuestra alimentación diaria.

Esto con la finalidad de que la pérdida de peso inicial sea más rápida, lo que te dará una mayor motivación y velocidad de arranque para mantenerte con el foco en la meta.

Seis opciones de desayunos

Sándwich de Pavo

- 1 a 2 rebanadas de pan integral ligero si eres mujer, 2 a 3 si eres hombre
- 3 lonjas de pavo 98% libre de grasas si eres mujer, 5 lonjas si eres hombre
- Lechuga, alfalfa y tomate
- Acompáñalo con café o té

Huevos Revueltos

- 3 claras de huevo con 1 yema si eres mujer, 5 claras si eres hombre
- 1 arepa integral delgada del tamaño de la palma de la mano si eres mujer, 1 ½ si eres hombre
- Acompáñalo con café o té

Sándwich de Pollo

- 1 pechuga de pollo pequeña a la plancha o desmechada si eres mujer, 1 ½ pechuga si eres hombre
- 1 a 2 rebanadas de pan integral ligero si eres mujer, 2 a 3 rebanadas si eres hombre
- Tomate, lechuga, alfalfa, cebolla, pepinillos (a tu elección)
- Acompáñalo con café o té

Omelet

- 3 claras de huevo con tomate, cebolla, pimentón, ajo, acelga o espinaca y champiñones (puedes seleccionar cualquiera de estos acompañantes, uno o todos a la vez si eres mujer), 5 claras si eres hombre
- ½ taza de avena en hojuelas con 1 taza de leche de almendras, de soya o de merey si eres mujer, ¾ de taza de avena en hojuelas si eres hombre
- Acompáñalo con café o té

Pancakes

- 3 claras de huevo y una yema con ¼ taza de avena en hojuelas si eres mujer, 5 claras y una yema con ¾ de avena en hojuelas si eres hombre. Agrega ¼ de taza de agua, 1 o 2 sobres de edulcorante, 1 toque de vainilla (si lo deseas).
  Metes todo junto en la licuadora, bates bien y listo
- 2 rebanadas de pavo 98% libre de grasa (puedes preparar los pancakes delgaditos, tipo crepes, agregando un poquito más de agua para que la mezcla quede fluida, les pones el pavo y los enrollas como tacos)
- Acompáñalos con café o té

Cereal con Proteínas

- 1 taza de cereal de fibra; si eres mujer, 1½ taza si eres hombre (puedes cambiarlo por ½ a ¾ taza de avena en hojuelas tradicional preparada en agua o en leche de almendras)
- 1½ scoops (medidas) de whey protein en 1 taza de agua o leche de almendras
- Acompáñalo con café o té

Otras opciones para el desayuno:

- Tortilla española con una rebanada de pan integral (opcional)
- Arepas de batata (camote) rellenas con la proteína de tu preferencia
- Club sándwich
- Empanadas de batata (camote) al horno rellenas con la proteína de tu preferencia
- Pastelitos de harina de maíz hervidos acompañados con la proteína de tu preferencia
- Bistec a la parrilla con arepa de maíz integral (una excelente opción para un domingo)

El almuerzo

Seis opciones de almuerzos

Opción 1

- 1 pechuga de pollo mediana, 1 ½ pechuga si eres hombre
- ½ taza de arroz si eres mujer, 1 taza si eres hombre
- Ensalada o vegetales crudos o cocidos (la cantidad que desees)
- Agua mineral, agua de Jamaica, limonada, té verde o té negro con limón

Opción 2

- 1 bistec
- 1 papa mediana sancochada u horneada si eres mujer, 1 papa grande si eres hombre
- Ensalada o vegetales
- Agua mineral, agua de Jamaica, limonada, té verde o té negro con limón

Opción 3

- 1 hamburguesa de carne magra si eres mujer, 2 si eres hombre
- 2 rebanadas de pan integral ligero si eres mujer, 3 rebanadas si eres hombre
- Tomate, lechuga, alfalfa, cebolla, pepinillos (a tu elección)
- Agua mineral, agua de Jamaica, limonada, té verde o té negro con limón.

Opción 4

- 1 filete de merluza si eres mujer, 2 si eres hombre ½
- taza de puré de papa (sin leche ni mantequilla).
- Ensalada y/o vegetales (la cantidad que desees)
- Café o té

Opción 5

- 1 bistec a la parrilla o a la plancha
- Un trozo de yuca sancochada
- Ensalada mixta (la cantidad que desees)
- Café o té

Opción 6

- 1 filete de salmón a la plancha o al horno si eres mujer, 1½ a 2 filetes si eres hombre
- ½ taza de puré de batata o camote si eres mujer, 1 taza si eres hombre
- Ensalada y/o vegetales (la cantidad que desees)
- Café o té

Recordatorio

Los primeros 15 días de tu reto no adiciones ningún tipo de grasa a la cocción de tus alimentos.

Prepara tus comidas en sartenes antiadherentes de teflón o cerámica. Para que los alimentos no se peguen y protejas los sartenes, solo coloca 3 gotas de aceite y espárcelas para lubricar el sartén con una servilleta.

Para aderezar tus ensaladas puedes, por ejemplo, preparar una vinagreta con 3 o 4 limones, 1 cucharadita de aceite de oliva, sal y pimienta al gusto. Si gustas puedes agregarle 3 alcaparras machacadas con ajo y mantener la vinagreta en la nevera.

Otra opción es aderezarlas con sal, pimienta, cebolla rallada y vinagre de manzana, de vino o balsámico. Igualmente puedes dejar una taza preparada en la nevera y agregarle 1 cucharadita de aceite de oliva (agita bien cada vez que la vayas a usar, igual te puede durar bien cerrada unos 3 o 4 días en la nevera).

Como ves, combinamos siempre en el almuerzo proteínas, carbohidratos complejos, ensaladas y vegetales. Para obtener ideas creativas de cómo preparar tus comidas, puedes visitar la página web: www.reto6semanas.com.

La cena

Seis opciones de cenas

Opción 1

- Wraps de lechuga rellenos de atún o pollo y vegetales
- Agua mineral, agua de Jamaica, limonada, té verde o té negro con limón

Opción 2

- Filete de pescado al limón
- Ensalada y/o vegetales crudos o cocidos
- Agua mineral, agua de Jamaica, limonada, té verde o té negro con limón

Opción 3

- Ensalada de frutos del mar (camarones, calamares y/o cangrejo)
- Agua mineral, agua de Jamaica, limonada, té verde o té negro con limón

Opción 4

- Hamburguesas de carne molida de pavo o pollo (+97% libre de grasa) sin pan
- Ensalada y/o vegetales (la cantidad que desees)
- Agua mineral, agua de Jamaica, limonada, té verde o té negro con limón

Opción 5

- 1 bistec a la parrilla o a la plancha
- Ensalada mixta (la cantidad que desees)
- Agua mineral, agua de Jamaica, limonada, té verde o té negro con limón

Opción 6

- Ensalada y/o vegetales (la cantidad que desees)
- Agua mineral, agua de Jamaica, limonada, té verde o té negro con limón

Notas

- Como habrás observado, las cenas son muy similares a los almuerzos, solo que sin carbohidratos almidonados.
- Puedes comer la cantidad de ensaladas y/o vegetales que desees.

- No agregues por ahora grasas a ninguna de tus comidas, salvo la que viene dentro de la vinagreta que preparamos para las ensaladas, a la que si gustas y te agrada el sabor dulzón, puedes agregar el edulcorante artificial de tu preferencia y también mostaza (la cantidad que desees).
- IMPORTANTE: Evita consumir carbohidratos como pan (ni blanco, ni integral), papa, arepa, pasta, yuca o arroz.
- Nunca dejes de cenar. Si no tienes hambre, tómate un batido de whey protein, o come de 3 a 5 lonjas de pavo 98% libre de grasa. Ya sabes bien lo que pasa con la insulina cuando te saltas las comidas.

Opciones de meriendas

Numerosos estudios sugieren que consumir suficientes proteínas cuando quieres bajar de peso puede ayudarte a reducir tus niveles de hambre, a evitarte ataques de ansiedad, a que te sientas más lleno y a mantener estables tus niveles de azúcar en la sangre, lo que reduce los antojos vespertinos y nocturnos. Por ello, durante las fases iniciales del reto de las 6 semanas, siempre recomiendo meriendas que sean ricas en proteínas, limitando los carbohidratos sobre todo en horas de la tarde, al menos durante las primeras dos semanas de TU RETO.

Merendar, además de ayudarte a quemar grasa y a mantener el peso, te ayuda a reponer energía y a reparar el músculo luego del entrenamiento, mejorando tu rendimiento en el gimnasio, además de tu rendimiento intelectual.

Come estos bocadillos ricos en proteínas a media mañana y a media tarde los primeros 15 días y luego podrás combinarlos con un carbohidrato saludable como frutas, verduras o cereales integrales para hacer que tu merienda sea equilibrada.

Seis opciones de merienda

Pavo

- Disfruta de 3 a 5 lonjas de pavo rebanado. Para hacerlo más nutritivo y apetitoso, envuélvelo en unas cuantas hojas de lechuga para hacer como un wrap.
- También puedes hacer enrolladitos de pavo con 3 o 5 rebanadas de pavo 98% libre de grasa. Para hacerlo más divertido, corta varios tallitos de zanahoria y de apio, toma 2 tallitos de cada uno y haz un enrolladito con cada lonja de jamón de pavo (luego de los primeros 15 días de tu reto podrás incluir una vez por semana 1 tallito de queso provolone).
- Agua mineral, agua de Jamaica, limonada, té verde o té negro con limón.

Atún

- Puede ser enlatado o en bolsa. Las bolsas de atún envasado en agua no requieren drenaje, así que son una excelente opción para cuando tenemos que llevarnos la merienda fuera de casa. Ten siempre una bolsita en tu cartera, nunca sabes cuándo puede sacarte de apuros. Si lo deseas, puedes prepararlo con unos tallos de apio, tomate picado y/o cebolla. Adicionarle un poco de jugo de limón le dará otra textura y un sabor diferente.
- Atún abrazado: es una excelente opción si estás en la calle y encuentras un restaurante de sushi en el camino. También puedes hacerlo en casa.
- Agua mineral, agua de Jamaica, limonada, té verde o té negro con limón.

Camarones

- Los camarones hervidos o al vapor son muy bajos en calorías y tienen muchas proteínas. Puedes comer 15 camarones grandes. Exprime un poco de limón para añadirles sabor.
Limita su consumo a una vez por semana ya que aportan más de la mitad de los requerimientos diarios de colesterol recomendados para una alimentación saludable.
- Agua mineral, agua de Jamaica, limonada, té verde o té negro con limón.

Gelatina

- Gelatina de dieta (la cantidad que desees) más un puñado (30 gr) de almendras.
- Agua mineral, agua de Jamaica, limonada, té verde o té negro conlimón.

Huevo

- 2 a 3 huevos cocidos (sancochados). Si no has comido grasas en el día, puedes comer uno con la yema y a los otros dos se las sacas una vez cocidos. Si ya comiste grasas, entonces saca las yemas a todos los huevos y come solo las claras con un toque de sal y pimienta y, si lo deseas, una cucharada de salsa rosada con base de yogurt griego o descremado (no mayonesa) y/o un poco de mostaza.
- Agua mineral, agua de Jamaica, limonada, té verde o té negro con limón.

Tofu y Granos de Soya

- ¾ taza de tofu extra firme o 1 taza de edamames hervidos (en su concha). Puedes comerlos solos con un poquito de sal o, si deseas variar, colócales un poco de jugo de limón o un toque de salsa de soya con una cucharadita de ajonjolí tostado.
- Agua mineral, agua de Jamaica, limonada, té verde o té negro con limón.

Observaciones

- Como ves, en las primeras dos semanas nos enfocamos mucho en bajar sin eliminar por completo los carbohidratos almidonados.
- Eliminamos por ahora los carbohidratos simples para equilibrar tu insulina y evitar ataques de ansiedad.
- Incluimos meriendas de predominio proteico ya que las proteínas dan más saciedad y tardan más en digerirse, lo que nos permite aprovechar al máximo su poder termogénico (quemar calorías comiendo).

Recomendaciones

Si no tienes algún ingrediente, no te preocupes. Puedes intercambiar un desayuno de un día por el de otro día (igualmente con el almuerzo o la cena). Lo importante es que guardes siempre las reglas de distribución de los alimentos a lo largo del día que te mencioné anteriormente.

Recuerda que puedes intercambiar proteínas por proteínas o carbohidratos por carbohidratos. Por ejemplo:

- Si no tienes pollo, puedes intercambiarlo por carne magra, pescado, atún, salmón, 3 a 5 claras de huevo, calamares, camarones, langosta, whey protein.
- Por la mañana puedes cambiar el pan integral por papa y preparar una "tortilla española" con cebolla y papa en sartén de teflón (en este caso, recuerda que sería una papa pequeña para que puedas comerte una rebanada de pan integral como acompañante).
- En el almuerzo puedes cambiar, por ejemplo, el arroz por dos rebanadas de pan integral, dos tortillas de maíz integrales pequeñas, una papa mediana, una batata o un trozo de yuca sancochada.
- Una buena estrategia para mitigar el hambre y llenarte más rápido es tomar una taza de caldo de pollo o de carne desgrasado justo antes del almuerzo o de la cena. También puedes preparar una crema de calabacín o de espinacas, que son muy bajas en calorías y te ayudarán a calmar la ansiedad. Evita las cremas auyama,

calabaza o apio, ya que cuentan como carbohidratos complejos, en cuyo caso tendrías que intercambiar el arroz, la papa o la yuca por la crema de verduras.

Usa tu creatividad a la hora de cocinar. Estos son algunos tips para que tengas en cuenta:

- Para sazonar o aderezar puedes usar sal, pimienta, ajo en polvo, salsa de soya, salsa de ajo, mostaza, vinagre (natural, de vino, balsámico o de manzana), hierbas, especies de cualquier tipo, dientes de ajo, cebolla, tomate, perejil, cilantro, cebollín, cebolla puerro, pimentón y ají dulce.
- No uses ningún tipo de aceite para aderezar tus ensaladaslos primeros 15 días.
- No consumas inicialmente maíz, aguacate, frutas, azúcar o bebidas azucaradas en polvo (fíjate bien en las que dicen "light", pues algunas lo que tienen es 30% menos azúcar, pero aun así siguen siendo un saboteador que a veces no tomamos en cuenta; puedes usar las opciones cero azúcar, endulzadas con stevia o sucralosa).
- Aumenta tu consumo de agua al máximo (mínimo 4, idealmente 6 a 8 vasos al día).
- Toma té verde, de 3 a 5 tazas al día. Ayuda a elevar el metabolismo. Si sufres de hipertensión arterial, limita su consumo a una taza, ya que contiene cafeína y otros compuestos que pueden elevar tu presión arterial.
- Toma agua de Jamaica fría o caliente a lo largo del día (si lo deseas puedes consumirla con limón y endulzada con edulcorantes artificiales tipo sucralosa o stevia). Tiene efecto diurético y es excelente para las personas que sufren de hipertensión arterial, pues ayuda a regularla.
- Nunca te saltes las comidas y trata de mantener una rutina de "horario" de las comidas.
- Si sientes mucha hambre, puedes repetir la merienda o la cena. Y si tienes ansiedad por un dulce, aquí te dejo este par de "comodines":

- Bate una clara de huevo a punto de nieve hasta que la veas bien firme y agrégale un toque de nuez moscada, ralladura de limón (al gusto), 1 cucharadita de vainilla y 1 o 2 cucharadas stevia o sucralosa granulada. Se come cruda y la cantidad que desees. Puedes hacer merengues y meterlos al horno a 350° por unos 40 minutos, pero con edulcorante quedan un poco "chiclosos"; es cuestión de gustos, yo prefiero comerla cruda.
- Corta una manzana en rodajas, rocíala con sucralosa o stevia granulada y canela. Ponlas 3 minutos en el microondas y estarán listas para comer.

Encuentra otros comodines de emergencia en la sección de recetas para tu reto de las 6 semanas.

Los resultados

Pasadas estas primeras dos semanas ya debes haber perdido al menos 2 kilos de grasa y/o bajado mínimo 2 centímetros de cintura, aunque habitualmente la mayoría de mis pacientes con obesidad reportan entre 4 y 6 centímetros menos en las primeras dos semanas.

Si tu IMC es menor de 30, tus descensos serán menores en números absolutos, pero tu porcentaje de pérdida de peso y grasa seguramente serán similares o incluso mayores.

Te lo explico con un ejemplo:

- Si una persona que pesa 100 kilos y baja 1 kilo, esto representa una pérdida del 6% de su peso.
- Si una persona que pesa 70 kilos y pierde 1 kilo, esto representa una pérdida del 8,57% de su peso.

Habitualmente una persona que tiene muchos kilos por bajar pierde mayor número de kilos y/o centímetros por semana que una persona que solo tiene sobrepeso, pero cuando haces el cálculo en ambos casos los porcentajes de descenso "respecto a sí mismos" son similares.

*Moraleja: ¡no te compares con nadie! Te recuerdo,
¡el reto es CONTIGO!
Cuando hacemos comparaciones siempre hay
alguien que gana y alguien que pierde, siempre
hay alguien "más... que" o "menos... que".
En cambio, cuando te retas y te comparas contigo
semana a semana, es asumir un desafío para ser
un poquito mejor día a día, en el que si realmente
te comprometiste por ti, ¡tú siempre ganas!*

Capítulo 11
Las siguientes cuatro semanas

Semanas tres y cuatro

En este momento ya has superado la prueba más dura de todas: dejar frutas, lácteos, azúcar y fritos es uno de los mayores retos a los que muchos nos podemos enfrentar en lo que a cambio de hábitos se refiere.

Ahora veamos qué alimentos podemos volver a incluir en nuestra alimentación diaria en estas semanas.

La mayoría me cuenta que lo más difícil fue "dejar los quesos", y cuando les digo que pueden comenzar a comerlos con moderación la respuesta es: "¡No! ¡Qué va! Me he sentido tan bien que no quiero volver a comerlos". Para quienes manifiestan la necesidad imperiosa de comer lácteos (queso y leche), a partir de esta semana les recomiendo consumirlos en muy poca cantidad, solo dos veces por semana. Es preferible consumir queso de cabra o de búfala y yogurt griego y descremado, pues tienen menos grasa y mayor cantidad de proteínas.

Sigo recomendándoles dejar la leche de lado, es ideal acostumbrarse a tomar leche de frutos secos (almendras, soya, merey) o incluso de coco. Pero si el presupuesto es corto, en estas dos semanas les recomiendo incluir leche descremada solo 2 o 3 veces por semana. Aunque si la puedes dejar solo para ocasiones eventuales, mucho mejor.

Llegó la hora de comenzar a incluir las frutas. Como nuestra insulina ya está más "equilibrada", optemos por comer frutas de bajo índice glicémico, que son aquellas que despiertan una lenta liberación de insulina. Comienza por incluir solo una fruta como manzana, fresas, melón, kiwi, duraznos, cerezas o moras en tu merienda de media mañana.

Puedes incluir grasas saludables, sin excesos, en estas dos semanas.

Recuerda que aunque sean saludables, si las comes en exceso

engordan porque tienen más calorías que el resto de los alimentos: 1 cucharadita de aceite de oliva para preparar la vinagreta para las ensaladas del día. Mejor aún, usa un rociador o spray para controlar al máximo la cantidad de grasa que colocas a tu ensalada y poder consumir tu porción de grasas del día en un alimento que te produzca mayor saciedad.

¼ de aguacate si eres mujer o ½ aguacate si eres hombre. Puedes ponerlo en tu ensalada y/o reservar un poquito para usarlo como sustituto de la mantequilla.

Te recomiendo los frutos secos para incluirlos en la merienda de la tarde o en tus ensaladas. 1 puño (25 a 30 gr) de almendras, nueces, avellanas o pistachos al día si eres mujer. Y 1½ puño (40 a 45 gr) si eres hombre. Limita el consumo de maní ya que a pesar de ser considerado un fruto seco, realmente es una legumbre y tiene mayor porcentaje de ácidos grasos Omega 6, que son considerados dañinos.

Y te preguntarás, ¿qué es de la vida de los granos y legumbres?

Pues ya es hora de comenzar a incluirlos. Puedes comer 1 taza de granos o de legumbres una o dos veces por semana. Es importante que los consumas con moderación, ya que cuentan como carbohidratos.

Limita el consumo de pasta a 1 taza una vez por semana.

Combínala o prepárala con vegetales, lo cual hará que tenga mayor volumen y mayor poder de saciedad. Recuerda siempre cocinarla sin grasas y sírvela acompañando a la proteína de tu preferencia.

Si eres de las personas que aman comer pasta, prueba preparar una pasta de zuccini o calabacín. Este sustituto de la pasta podrás comerlo cada vez que desees y quieras como vegetal, así que puedes comer la cantidad que desees junto al carbohidrato y la proteína de tu preferencia.

Horario de comidas para las primeras dos semanas

	Hora	1° alimento	2° alimento	3° alimento	Frutas
Comida 1 Desayuno	7:00 am	Proteínas	Carbohidratos complejos	Vegetales o ensalada	– – – – – –
Comida 2 Merienda am	10:00 am	Proteínas	– – – – – –	Vegetales o ensalada	1 Porción
Comida 3 Almuerzo	1:00 pm	Proteínas	Carbohidratos complejos (opcional)	Vegetales o ensalada	– – – – – –
Comida 4 Merienda pm	4:00 pm	Proteínas	– – – – – –	Vegetales o ensalada	– – – – – –
Comida 5 Cena	7:00 pm	Proteínas	– – – – – –	Vegetales o ensalada	– – – – – –
Comida 6 2° Merienda pm	10:00 pm (opcional)	Proteínas	– – – – – –	Vegetales o ensalada	– – – – – –

Como puedes observar, no estoy incluyendo las grasas indicadas dentro de la combinación sugerida de alimentos a lo largo del día. Así que tienes la libertad de elegir el momento del día en que prefieres comerlas.

Llegando a la META. Las últimas 2 semanas del reto

Este es el horario de comidas que te sugiero para las dos últimas semanas de tu RETO:

Horario de comidas para las últimas dos semanas					
	Hora	1º alimento	2º alimento	3º alimento	Frutas
Comida 1 Desayuno	7:00 am	Proteínas	Carbohidratos complejos	Vegetales o ensalada	1 Porción
Comida 2 Merienda am	10:00 am	Proteínas	- - - - -	Vegetales o ensalada	1 Porción
Comida 3 Almuerzo	1:00 pm	Proteínas	Carbohidratos complejos (opcional)	Vegetales o ensalada	- - - - -
Comida 4 Merienda pm	4:00 pm	Proteínas	- - - - -	Vegetales o ensalada	(opcional) Bajo IG
Comida 5 Cena	7:00 pm	Proteínas	- - - - -	Vegetales o ensalada	- - - - -
Comida 6 2º Merienda pm	10:00 pm (opcional)	Proteínas	- - - - -	Vegetales o ensalada	- - - - -

En el transcurso de las últimas dos semanas de tu RETO, tenemos que definir los últimos detalles y sedimentar los nuevos hábitos que hemos ido creando a lo largo de las primeras cuatro semanas.

En este momento tenemos que haber aprendido ya cómo cocinar nuestros alimentos de forma saludable y ahora comenzaremos a sedimentar nuestros resultados para lo que es ya nuestro "nuevo estilo de vida".

La clave de todo está en planificar tus comidas y aprender a prepararlas de forma rica y divertida. Atrévete a probar nuevas combinaciones de alimentos usando todas las hierbas, especias y aliños disponibles en el mercado para poder variar el menú y no estar comiendo siempre "pollo a la plancha con arroz sancochado y ensalada de lechuga con tomate", aunque puedo decirte que esta es una de mis comidas favoritas, es cuestión de gustos y de cómo te sientes al comer... por ejemplo, mi estómago no se lleva muy bien con las salsas y los alimentos muy condimentados, por lo que los uso pero con moderación.

Premisas

Seguimos siempre con las proporciones recomendada de los macronutrientes y horarios de comidas cada 3 horas.

Come una o dos piezas de frutas al día: una fruta los días que no entrenas y dos los días que haces ejercicio. Puedes comer una tercera fruta justo después de entrenar junto con alguna proteína de tu preferencia (puede ser un batido de *whey protein*) La fruta post-entrenamiento idealmente debe ser de IG (índice glicémico) alto o medio, pues son de fácil absorción y reponen rápidamente la energía y el glucógeno que necesita el músculo para repararse como banano, mango o uvas.

Prueba hacer días de "carga" y "descarga de carbohidratos".

¿Qué significa esto? Es similar a lo que hacen los atletas del fitness y del culturismo, que comen más carbohidratos los días que entrenan y menos carbohidratos los días que no hacen ejercicio. ¿De qué forma?

Carga de carbohidratos: incluye un carbohidrato complejo almidonado en cada una de tus comidas: ½ taza de arroz, un trozo de yuca sancochada, una papa mediana, una batata mediana, 2 rebanadas de pan integral bajo en azúcar, 2 tortillas de maíz integrales (de las pequeñas) o ½ plátano verde.

Descarga de carbohidratos: los días que no entrenas come carbohidratos almidonados solo en el desayuno.

Ejemplo de distribución de comidas para los días que no hacemos ejercicio

Desayuno

- 1 pechuga de pollo pequeña, 1 lata pequeña de atún o 3 claras de huevo con 1 yema
- 2 panes integrales, ½ taza de avena, 1 papa mediana, 1 batata o camote mediano, 2 tortillas de trigo integral o 1 arepa integral delgada

Merienda

- 1 yogurt griego descremado más 1 fruta de bajo índice glicémico o tallitos de apio y zanahoria con pavo

Almuerzo

- Crema de calabacín (zuccini) o sopa de tomate
- 1 bistec de carne magra, 1 hamburguesa de pechuga de pavo o pollo molido bien limpio (sin piel, 97% libre de grasa) o 1 filete de pescado o salmón
- Ensalada verde y/o vegetales (la cantidad que desees)

Merienda

- 1½ a 2 scoops de whey protein, mini wraps de tiritas de pollo a la plancha, 1 lata pequeña de atún con tomate y cebolla, o enrolladitos de apio o de espárragos al grill con 50 gr de salmón ahumado (medio paquete de 100 gr)
- Agua mineral, agua de Jamaica, limonada, té verde o té negro con limón

Cena

- 1 bistec de carne o de lomo de cerdo magro, 1 pechuga de pollo o 1 filete de pescado (la proteína de tu elección)
- Agua mineral, agua de Jamaica, limonada, té verde o té negro con limón

Merienda

- 1 porción de gelatina de dieta más 1 puño de almendras e 1 infusión relajante

Ejemplo de distribución de comidas para los días que sí hacemos ejercicio

Desayuno

- 1 pechuga de pollo pequeña, 1 lata pequeña de atún o 3 claras de huevo con 1 yema
- 2 rebanadas de pan integral, ½ taza de avena, 1 papa mediana, 1 batata o camote mediano, 2 tortillas de trigo integral o 1 arepa integral delgada

Merienda

- 1 wrap de tortilla de trigo integral relleno de la proteína de tu preferencia o 1 rebanada de pan integral tostado untado con aguacate o spray sustituto de mantequilla sin calorías con 2 o 3 rebanadas de pavo 98% libre de grasa

Almuerzo

- Crema de calabacín (zuccini) o sopa de tomate
- 1 bistec de carne magra, 1 hamburguesa de pechuga de pavo o pollo molido bien limpio (sin piel, 97% libre de grasa) o 1 filete de pescado o salmón
- ½ taza de arroz, 1 papa mediana, 2 rebanadas de pan integral bajo en calorías, 1 trozo de yuca sancochada o 1 batata (camote) mediana
- Ensalada verde y/o vegetales (la cantidad que desees)

Merienda

- 1 ½ a 2 scoops de whey protein, 1 mini wrap de lechuga con tiritas de pollo a la plancha, 1 lata pequeña de atún con tomate y cebolla, o enrolladitos de apio o de espárragos al grill con 50 gr de salmón ahumado (medio paquete de 100 gr)

Cena

- 1 bistec de carne o de lomo de cerdo magro, 1 pechuga de pollo o 1 filete de pescado (la proteína de tu elección)
- ½ taza de arroz, 1 papa mediana, 2 rebanadas de pan integral bajo en calorías, 1 trozo de yuca sancochada o 1 batata (camote) mediana
- Ensalada verde y/o vegetales (la cantidad que desees)
- Agua de Jamaica o infusión relajante (malojillo, toronjil, manzanilla o tilo), si lo deseas puedes ponerle un chorrito de limón

Merienda

- 1 gelatina de dieta más 1 puño de almendras y 1 infusión relajante

Notas

- Recuerda que si entrenaste puedes comer de 2 a 3 frutas ese día. Distribúyelas a tu conveniencia a lo largo de la jornada.
  Mi mejor recomendación es una con el desayuno, una en la merienda de la mañana y la tercera fruta, como ya te dije, justo después del entrenamiento. Esta última, si la combinas con alguna proteína, pues mucho mejor. ¡Tus músculos lo agradecerán y tu cuerpo se moldeará mucho más rápido!
- Es importante que a estas alturas ya estés tomando 6 vasos de agua al día. ¿El reto del agua? Cuando no acostumbramos a beberla es 1 vaso más cada semana, por 6 semanas.
  Con 6 vasos al día me sentiré feliz de haber logrado mi cometido, además, tus riñones, tu piel y, en general, todo tu organismo se sentirá aún más feliz.
- Recuerda que adicionalmente puedes consumir: aguas saborizadas caseras, agua de Jamaica, infusiones de hierbas frutales y té en todas sus presentaciones (verde, negro, rojo, blanco).

Con 6 vasos al día me sentiré feliz de haber logrado mi cometido, además, tus riñones, tu piel y, en general, todo tu organismo se sentirá aún más feliz.

Recordatorio

El ejercicio físico, especialmente el entrenamiento de fuerza (pesas), es vital para:

- Tonificar y moldear el cuerpo.
- Bajar más rápido el porcentaje de grasa corporal.
- Controlar el colesterol y los triglicéridos.
- Bajar y mantener el nivel de azúcar en la sangre: sensibiliza los receptores de las células musculares a la insulina, lo cual hace que, "como una llave", se abra la compuerta para que el azúcar entre dentro de la célula muscular, ayudando así a controlar la diabetes, la hiperinsulinemia y la intolerancia a la glucosa.
- Aumenta la captación de calcio por el hueso, previniendo y tratando la osteopenia y la osteoporosis (pérdida de calcio por el hueso con el consiguiente riesgo de fracturas).
- Aumenta la liberación de endorfinas y serotonina, lo que ayuda a evitar la ansiedad y la depresión.
- Y muy importante, ¡aumenta la LIBIDO!

Definitivamente, bien vale la pena asumir el RETO MUSCULAR, ¿cierto?

Capítulo 12

Los primeros días de tu reto

¿Cómo funciona tu organismo camino al cambio?

Numerosos estudios sugieren que 21 días son necesarios para lograr un cambio de hábito, y 6 semanas son 42 días, es decir, el doble. Tiempo suficiente no solo para cambiar tus hábitos sino para sedimentarlos y que se conviertan definitivamente en tu estilo de vida.

Al principio, sobre todo los primeros 3 o 4 días, puedes llegar a sentir un poco de cansancio. Esto es totalmente normal porque el cuerpo comienza a desintoxicarse al suspender lácteos, grasas saturadas y carbohidratos simples (como el azúcar refinada y los dulces industriales llenos además de grasas trans). Y si no acostumbrabas a hacer ejercicio y/o tenías una masa muscular muy deteriorada, es normal que el cuerpo responda con cierto grado de somnolencia.

No te sorprendas si comienzas a dormirte más temprano, porque tu cuerpo sabe que debes recuperarte adecuadamente para poder rendir en tus actividades cotidianas a la mañana siguiente.

Siempre ten presente, luego del reto nutricional, del reto muscular, la sudadita del día, es decir, EL EJERCICIO y lo que implica ese gasto calórico; esa readaptación al ejercicio de alta intensidad agota al cuerpo y produce un poco de cansancio. El organismo, que es muy sabio, te pedirá descansar para poder recuperarse, no solo por la energía consumida con el ejercicio sino porque necesita "reparar" las fibras musculares que normalmente se rompen siempre que hacemos alguna actividad física (sobre todo si esta actividad es de alta intensidad). Así que será necesario que comiences a escuchar atentamente su requerimiento de que duermas y descanses, pues durante el sueño nocturno se liberan hormonas (como la hormona del crecimiento) que ayudan al proceso reparador.

Mantén la calma, no te angusties por esto, es absolutamente normal. Poco a poco tu reto de las 6 semanas se convertirá en parte de tu rutina y te adaptarás tan fácilmente que luego no podrás dejarlo.

Es importantísimo hacer juiciosamente las tres comidas principales y las dos meriendas, porque esto te ayudará a evitar el agotamiento.

Si se te olvida una comida o hacer las meriendas, puede asaltarte la "ansiedad" y la fatiga será más pronunciada.

No es lo mismo comer cada 3 horas, desayunando bien al despertarte (máximo 1 hora después, no más tarde), que consumir las mismas calorías, pero sin respetar las premisas básicas del reto, aunque calóricamente estés comiendo lo mismo. Por ejemplo, si te despiertas a las 6 o 7 am, desayunas a las 10 de la mañana y haces ejercicio diariamente sin desayunar, NO obtendrás los mismos resultados.

Tu "energía vital" se verá mermada y sentirás agotamiento y una ansiedad desbordante a lo largo del día, empeorando en las tardes. Por esto, es muy importante que conozcas cómo funciona tu cuerpo para que puedas tomar conciencia y cumplir las premisas básicas de tu reto de las 6 semanas al pie de la letra y mantenerte enfocado en la meta.

¿Y qué es de la vida de los lácteos?

Espero que a estas alturas hayas eliminado al máximo los lácteos de tu vida. Bueno, ya habiendo pasado al inicio 15 días sin comerlos y habiéndolos vuelto a comer posteriormente debes saber cómo reacciona tu cuerpo ante ellos. Así que si eres de las personas tolerantes a los lácteos y los extrañas demasiado sigue estas recomendaciones:

- Quesos frescos: 1 a 2 rebanadas dos veces por semana.
- Queso rallado (tipo parmesano o pecorino): 1 a 2 cucharadas una o dos veces por semana.
- Leche: evita al máximo la leche completa. Opta siempre por la opción descremada y, si puedes, consume mejor

las leches de frutos secos o de soya bajas en calorías (no endulzadas).

- Yogurt: 1 taza al día. Procura que sea siempre descremado, y si es griego, que habitualmente tiene mayor cantidad de proteínas por porción, pues mucho mejor (para los alérgicos a la leche de vaca existe una excelente opción que es el de búfala). Si no te hacen falta los derivados de la leche de vaca, ¡sácalos de tu vida! Yo siempre prefiero mantener los lácteos fuera de la rutina diaria y comerlos solo de vez en cuando, por ejemplo, en una comida fuera de casa o cuando tengo una fiesta (jamás dejaría de comerme los deditos de queso que sirven en las bodas, así sean fritos).

Des... ayuno vital. ¡Cuida tu insulina!

La palabra "desayuno", significa "eliminar el ayuno" que nuestro organismo tiene todas las noches. Esta comida es una de las más importantes y debemos prestarle especial atención. Con ella no solo le brindamos la energía que el cuerpo necesita después de estar en reposo, sino que también le damos una guía para el resto del día.

Sí, aunque no lo creas, lo que comas durante las primeras horas puede marcar la pauta y hacer la diferencia.

Para aprender a conocer lo que está ocurriendo en tu cuerpo, debes saber que tu páncreas es una glándula endocrina que pasa todo el santo día trabajando de forma continua, y entre las hormonas que produce está la famosa insulina de la que tanto te he hablado. La insulina es la encargada de hacer que los niveles de azúcar se mantengan estables en nuestra sangre y se libera cada vez que comemos, justamente para controlar este proceso y hacer que la glucosa entre a las células para que les sirva de combustible.

Cada vez que comemos algo se libera insulina. La diferencia

en la cantidad de insulina liberada por el páncreas va a estar en el tipo y en la cantidad de macronutrientes que ingerimos. Es así como las comidas que más estimulan la liberación de insulina son las que tienen azúcares simples, como el azúcar de mesa, el de la leche y el de las frutas, seguido por los carbohidratos complejos, las proteínas y las grasas (en ese orden).

¿Qué significa esto? Que mientras más carbohidratos consumas, habrá mayor liberación de insulina por parte de tu páncreas para nivelar el azúcar de tu sangre y mantenerlo por debajo del límite de los 100 mg/dl (que es lo considerado como normal). Es por esta razón que cuando somos "adictos a los carbohidratos" habitualmente sufrimos de hiperinsulinemia (niveles excesivos de insulina en sangre). Ya te lo voy a explicar más profundamente.

Cuando duermes, tu páncreas sigue trabajando y produce insulina alrededor de 6 a 8 horas continuas sin recibir nada de alimento.

Cuando despiertas en la mañana, la insulina producida durante la noche está toda guardadita en el páncreas esperando que comas para liberarse en mayor o menor cantidad, dependiendo del tipo de alimentos (macronutrientes) que ingieras.

Así que si te despiertas y le ofreces dulce o algo de azúcar refinado, o muchos carbohidratos simples, esa insulina se va a liberar de golpe y va a hacer que el azúcar que te comiste se convierta en grasa, posiblemente generando, además, una hipoglicemia de rebote.

Por esta razón hay quienes teniendo hiperinsulinemia (exceso de insulina en la sangre) pasan a hacer hipoglucemias (niveles de glucosa bajos en sangre). Esto suena paradójico, ¿cierto?

Esta persona que come y come azúcar, ¿cómo es que se le baja el azúcar? Como hay mucha insulina acumulada por todo el tiempo que tiene sin comer, al meterle una bomba de carbohidratos simples (que son los macronutrientes que más inducen la liberación de insulina) esa insulina se va directo a la circulación, tratando de controlar el incremento de azúcar en la sangre, que ocurre luego de la absorción de los alimentos (porque ese es su objetivo: mantener la glicemia en un nivel normal). Al bajar la glicemia y llevarla al nivel normal, a veces, cuando hay tanta insulina, ocurre una desproporción y termina por bajarla un poquito más de lo normal.

Eso es lo que se conoce como hipoglucemia de rebote. ¿Cómo se traduce todo esto? Pues al comer gran cantidad de azúcares simples, al rato, entre una y dos horas después, sentirás como un desmayo o un "bajón", y es frecuente entonces que te provoque comer más carbohidratos. Este horrendo círculo vicioso es lo que tenemos que cortar con nuestro reto de las 6 semanas.

Ahora bien, una cosa muy distinta ocurre cuando comemos proteínas, carbohidratos complejos y grasas, porque estos se absorben de manera progresiva (más lenta) y, por tanto, la liberación de insulina también la hace el páncreas de forma progresiva, evitando que ocurran los "picos de insulina".

Una proteína es una cadena de aminoácidos que van pegados unos de otros; es algo complejo y para que el organismo la absorba "tiene que digerirla". Lo mismo ocurre con los carbohidratos complejos, que tienen que ser "rotos" en moléculas simples durante el proceso de digestión para poder absorberse.

El intestino no tiene la capacidad de absorber estos macronutrientes en su estado natural, por eso debemos ayudar a nuestro organismo a digerirlos y esto se logra masticando cada bocado muchas veces: recuerda que la digestión comienza en la boca. Entonces, prueba masticar cada bocado 21 veces antes de tragarlo. Esto ayudará no solo a predigerir los alimentos, sino que al comer lentamente tu cerebro llegará a la sensación de saciedad (llenura) antes de que hayas terminado con tu plato y de seguro comerás menos.

Así, cuando llegue al estómago, los ácidos y las enzimas seguirán ablandándola y desmenuzándola para hacerle el trabajo de absorción más fácil al intestino. Si comes proteínas y alimentos completos tu estómago tiene que romperlos y buscar la forma para que el nutriente se pueda absorber. Este proceso gasta energía y es lo que se conoce como PODER TERMOGÉNICO DE LOS ALIMENTOS. Dicho más claramente: ¡gastas más calorías comiendo!, (si son proteínas y carbohidratos complejos). No es lo mismo un carbohidrato complejo "polisacárido", que también implica que yo tengo que romperlo para absorberlo, que agarrar azúcar fructosa, granulada o de la propia fruta que se absorbe casi tan rápido como el azúcar.

Es tan simple como preferir los carbohidratos más complejos. En vez de comer un pan blanco, un pan tipo francés o un pan dulce, elige un pan integral; no se trata de que el pan integral no sea un carbohidrato, pero el pan blanco es, digamos, menos complejo y muchas veces tiene azúcar añadido y se absorbe mucho más rápido, por lo que hace lo propio con la insulina: aumenta su producción y liberación.

Si comes un desayuno equilibrado cargado de proteínas, carbohidratos complejos y grasas saludables, tu digestión va a durar un poquito más porque tu organismo va a tener que hacer un mayor esfuerzo por digerirlos. Esto ayudará a que sientas tu estómago lleno por más tiempo y, además, esos nutrientes se van a tardar más en absorberse, por lo que la insulina se va a ir liberando poco a poco. ¿Me sigues? De esta forma no va a producirse, como con el carbohidrato simple, esa hiperglucemia, sino que los nutrientes entrarán poco a poco a la circulación sin ese pico de azúcar en la sangre que va a hacer que la insulina tenga que actuar rápidamente para bajarlo. Así se mantiene la insulina en un nivel más o menos estable y el cuerpo no te pedirá un dulce para resolver esa hipoglucemia (baja de azúcar) a cada rato.

Así que RECUERDA: si comes azúcar, dulces industriales, carbohidratos simples a primera hora del día, ¡al monstruo comedulces no lo vas a poder controlar! Vas a querer comer dulce TODO EL DÍA. Esta es la conducta natural del cuerpo pues es la energía más fácil de aprovechar. Comer azúcares simples dan ganas de comer más (por lo general más dulces). Los argentinos los llaman "facturas", ¡y es verdad!, te pasan factura a largo o a corto plazo.

¡Pon lo mejor de ti! Déjame guiarte y sigue mis consejos. Comiendo cada 3 o 4 horas no sentirás nunca hambre y esa posible sensación de agotamiento de los primeros días se irá desvaneciendo como por arte de magia. Así que deja de improvisar, planifica lo que comerás durante el día, no esperes a que te dé hambre. De esta forma mantendrás "a raya" a tu insulina y no te va a atacar la ansiedad.

Comer cada 3 o 4 horas de forma planificada
evitará de seguro que "te metas un dulce"
a media tarde por desesperación.

Una vez que comiences a comprender lo que ocurre en tu cuerpo y sus procesos, estarás más consciente a la hora de elegir comer un alimento frente a otro. El conocimiento que no genera calidad de vida de nada sirve. Y hacer las cosas sin comprenderlas bien, pues es más complicado. Ahora tienes el conocimiento para entender lo que le puede estar pasando a tu cuerpo y seguro ya entiendes el porqué de tus ataques de ansiedad de las 4 de la tarde o nocturnos, ¿cierto?

La toma de conciencia es uno de los pasos
cruciales para cambiar hábitos.

Y aunque te parezca increíble, ese "¡Ajá! ¡Ya entendí!" le envía señales a tu cerebro y te ayuda a reconciliarte "química y mentalmente" contigo mismo.

Tercera Parte

Ya llegué a la META, ¿y ahora qué hago?

Ya llegué a la META, ¿y ahora qué hago?

El mantenimiento

¡Felicidades! Estoy segura de que ya alcanzaste tu meta. Para mí ha sido un verdadero placer acompañarte a lo largo de estas 6 semanas en este maravilloso RETO.

Ya es hora de que te encargues de organizar tu menú de cada semana.

Definitivamente, la posibilidad de tener una libre escogencia de los alimentos que consumes día a día es una de las claves para seguir perdiendo peso y mantener tus resultados a largo plazo.

De nada vale que yo te diga "hoy comerás pollo con arroz y brócoli" si no te gusta mucho el pollo y detestas el brócoli.

Una de las quejas que mis nuevos pacientes me plantean cuando vienen de "dietas muy restrictivas y dirigidas" es que les ponían a comer cosas que no les gustaban y que por ello las abandonaron casi desde el inicio; otros, solo por el deseo desesperado de perder peso y verse mejor, hacen lo que sea y son capaces de comer lo que no les gusta con tal de "lograr su objetivo". El problema es que no existe un ser humano que pueda pasar la vida comiendo siempre algo que no le gusta, por lo cual más temprano que tarde abandonan la "fulana dieta" y vuelven entonces "como con rabia" a "desquitarse" y a comer como antes, perdiendo todo el esfuerzo hecho a veces por meses. Así que siguiendo las siguientes recomendaciones comienza a armar tu menú de la semana:

Puedes comer hasta 3 frutas al día. Sigue prefiriendo las de bajo y medio índice glicémico. Y reserva las de alto índice glicémico para comerlas los días que vas al gimnasio. Esos día podrás, por ejemplo, comer ½ plátano sancochado o al horno en el almuerzo y 1 banano, 1 taza de uvas o 1 taza de piña justo después de entrenar como merienda. Recuerda combinarla idealmente con alguna proteína (o si te resulta más práctico, consúmela con 1 o 2 scoops de *whey protein* del sabor de tu preferencia, a mí me gusta hacer heladitos proteicos, ve a la sección de recetas y descúbrelos).

- Puedes reservar para tu merienda de la tarde una de las frutas, preferiblemente de bajo índice glicémico.
- Incluye al menos una porción de ensalada y/o de vegetales en cada una de tus comidas principales. Llena tu vida y tu plato cual arcoíris de diversos colores: verde, rojo, amarillo, naranja, marrón, violeta. Si tu plato es colorido, será agradable verlo y además eso te asegurará que está lleno de nutrientes esenciales, vitaminas y minerales.
- Recuerda siempre incluir proteínas en todas tus comidas.
  Limita el consumo de carnes rojas a dos veces por semana.
  Evita en lo posible el pollo con hormonas (no tienes que comprarlo "orgánico", existen pollos criados sin inyectarle hormonas y esos son una excelente opción). Consume pescado y/o atún al menos tres veces por semana. Recuerda que el pescado es rico en ácidos grasos esenciales que nuestro cuerpo necesita para vivir. Son antioxidantes y anti-inflamatorios naturales.
- Sigue controlando la cantidad de carbohidratos que comes, sobre todo los días que no entrenas. El día que vas al gimnasio puedes permitirte aumentar un poco el consumo incluyendo, por ejemplo, ½ taza de lentejas o de arroz, 1 rebanada de pan integral o una tortilla de maíz integral a la hora de la cena. Los días que no entrenas no comas carbohidratos almidonados de noche. Si todavía te queda grasa corporal que perder, repite el plan de carga y descarga de carbohidratos que te propuse para las últimas 2 semanas de tu reto.
- Puedes comer arepas los días que desees, siempre y cuando sean delgadas y preferiblemente con fibra añadida. Ve a la sección de recetas y elige entre las

diferentes opciones de preparación que elegí para ti. ¡Jamás te aburrirás!

- Evita el pan blanco y las harinas refinadas, no porque tengan mayor cantidad de calorías sino porque tienen mayor índice glicémico y estimulan una mayor liberación de insulina, haciendo que tu cuerpo tienda a acumular grasas localizadas (esto ya lo hemos hablado bastante).
- Seguirás con el mandamiento de ¡no freirás tus alimentos! Reserva esa porción de grasas saturadas para los días de fiesta o de vez en cuando en las comidas fuera de casa (léase cada 8 a 15 días, ¡no más frecuente!).
- Ya a estas alturas te habrás acostumbrado a cocinar sin grasas tus alimentos... Continúa así.
- Permítete una vez por semana, si lo deseas, 1 o 2 cucharadas de queso parmesano o pecorino. Granos y legumbres, 2 o 3 veces por semana. Pasta, 2 veces por semana en el almuerzo (ojo, es una opción, si no eres amante de la pasta elige el carbohidrato de tu elección para acompañar tus desayunos y almuerzos).

Capítulo 13

Mi reto/regla del 80/20

Aprendiendo a disfrutar de lo mejor de dos mundos

Está científicamente comprobado que las dietas que promueven restricciones extremas de alimentos y/o de calorías definitivamente no solo no funcionan sino que tampoco son saludables.

No habrá quien me replique diciéndome que bajó 20 kilos con alguna "dieta de moda" o comiendo piña con atún y melón con pollo, lechuga y tomate. Solo me pregunto, ¿cuánto sufrió esa persona para poder llevar este tipo de alimentación a largo plazo?

Y si lo logró, ¿por cuánto tiempo lo hizo? Y más importante aún, ¿por cuánto tiempo pudo mantener esos resultados?

Cuando las restricciones alimentarias son tan extremas y te privas de las comidas que más te gustan, termina por generarse casi una obsesión o angustia desmedida por comer esas cosas, digamos "pecaminosas", que restringimos totalmente en la dieta para bajar de peso. ¿El resultado? Habitualmente tiendes a abandonarlo todo de golpe o frecuentemente sientes la necesidad de casi literalmente asaltar la nevera y comer todo lo que encuentres a tu paso.

Por ello, desde que inicié mi gran RETO comencé a probar en mí y en mis pacientes diferentes fórmulas para lograr que, además de saludable y divertido, fuera algo aplicable y sostenible en el tiempo, convirtiendo el reto de las 6 semanas en un estilo de vida que quien lo siga pueda llevar por siempre sin "el terrible peso de sentir que está a dieta".

Así nació mi RETO/REGLA DEL 80/20, donde el 80% del tiempo comemos saludable (eso sí, ¡muy rico!) y el otro 20% del tiempo nos damos el permiso de disfrutar de las comidas que más nos gustan.

¿Cómo aplicar el reto/regla?

Primero comenzaremos como hablamos anteriormente por hacer nuestra "gran fiesta de despedida"... Ya sabes, el primer día del reto comienza comiendo todo lo que deseas y si gustas brinda para darle la bienvenida a tu nueva vida. Recuerda que durante esa gran despedida de tus viejos hábitos para darle paso a los nuevos debes literalmente COMER DE TODO sin restricciones hasta decir ¡no puedo más! ¡No me cabe un gramo más de comida! Hecho esto, al día siguiente te aseguro te provocará comer más saludable para desintoxicarte, y te será mucho más fácil seguir tu reto durante toda la semana al no iniciarlo con una necesidad o "antojo" insatisfecho.

Mi recomendación es que los primeros 15 días sigas al pie de la letra todas mis indicaciones. Te aseguro que si comes cada 3 horas jamás sentirás hambre ni antojos. Al terminar los primeros 15 días comenzaremos con un día de fiesta a la semana. Ese día podrás comer todo lo que gustes sin mayores restricciones.

Yo habitualmente escojo los fines de semana, sábado o domingo (no ambos días, sino uno solo), para salir con mis hijos y darnos un gustico en familia. Otras veces aprovecho mi 20% en una boda o en algún compromiso social. ¡Jamás me limito! Si por mi trabajo me toca cumplir con recepciones y eventos a mitad de semana, suelo comer siempre mi comida correspondiente antes de salir de casa para no sentir ansiedad por comerme todo lo que vea a mi paso durante la fiesta o recepción en cuestión. Así, he aprendido a darme mis gustos cuando realmente me provoca y no "inconscientemente" por hambre debida a no haberme alimentado bien durante el día.

Antiguamente, cuando desconocía el maravilloso laboratorio que tengo dentro de mi cuerpo, salía a clases sin desayunar, no planificaba mis comidas y si alguna amiga me invitaba a comer a alguna panadería de moda, así no tuviera ganas, me iba con el estómago vacío y me paraba frente al mostrador de pastelitos y dulces con angustia pensando "¿Cuál escojo si todos se ven tan divinos?". Al no haber comido antes de salir de casa y ni siquiera haber desayunado, mi pobre cuerpo ansiaba comer lo que fuera, principalmente alimentos llenos de grasas y azúcares de rápida absorción, para resolver mi ayuno y mandarle rápidamente glucosa a mi cerebro.

En aquella época podría haberme comido lo que fuera, incluyendo un postre, así no me gustara, solo porque sí, porque estuviera en mi nevera o alguien me lo ofreciera, "por no despreciarlo".

Hoy por hoy no puedo salir de casa sin desayunar, ¡mi cuerpo me lo pide cuando antes lo rechazaba...! Aprendí a decir "¡No!" cuando no me provoca realmente algo. Me acostumbre a planificar mis comidas y a tener siempre un "comodín" dentro de mi cartera para poder hacer mis meriendas si estoy en la calle o por si ese día me provoca comer algo "extra"... Así no me doy la oportunidad de ponerme muy creativa y terminar frente a la puerta de una pastelería.

Ya me conozco, una vez al mes, así haga lo que haga, un día me paro con un antojo incontrolable de nutella, corro a la cocina, desayuno y me preparo mi chocolate caliente de emergencia (sin azúcar y con leche de almendras o descremada).

Y si aún persisten las ganas, me monto en el carro, voy sin pensarlo, compro un gran frasco de mi mayor pecado y me siento a comérmelo hasta verle el fondo vacío al frasco. ¡Jamás me como solo dos cucharaditas!

Esto sucede por dos razones:

- La principal, porque me encanta, una vez que abro el frasco no puedo parar (por ello nunca lo tengo a mano en la despensa).
- La segunda, mucho más importante, es que si comes una sola vez una gran cantidad "de golpe", esto hará que sientas tal llenura después de comer tan grande cantidad que al día siguiente difícilmente te provocará seguirla comiendo. En cambio, si comes como con miedo y culpa tan solo una o dos cucharaditas todos los días, tu antojo crecerá, además tu insulina se enloquecerá y hará picos cada vez que la comas guardando cada gramo nutella en forma de grasa indeseada en la barriguita, cintura y/o caderas (en mi caso, mi mayor adicción es la nutella, en el tuyo

pueden ser pasteles, bombones, pan o galletas, solo tú
sabes cuál es tu antojo particular).

Ojo!, muy importante, esto no lo vas a hacer todos los días,
¡enfermarías!

Recuerda siempre que todo debe ser con moderación. Una
vez a la semana, pasados los primeros 15 días de iniciado tu reto
de las 6 semanas, podrás comer lo que gustes. Al día siguiente
asegúrate de retomar el control, hacer ejercicio para quemar los
excesos, tomar mucha agua para desintoxicarte y seguir con tu
mente en tu meta: 6 kilos de grasa menos en 6 semanas. ¡Tenla
siempre presente!

Así, una vez alcanzada la meta, si sigues esta regla jamás
volverás a aumentar de peso y serás feliz y saludable por siempre.

Esta regla la aplico para casi todo en mi vida, así el 80% del
tiempo procuro estar contenta y de buen humor y el 20% como
si fuera una grabación de un segmento para un programa de
radio o de televisión "lo pongo en pausa" y me doy el permiso
de pelear, llorar y patalear, y luego el 80% del tiempo pues
recobro y mantengo la compostura.

Nadie puede ser 100% equilibrado ni comer 100%
del tiempo absolutamente saludable. Todos somos
imperfectos y sería una mentira de mi parte decirte
que jamás "rompo la dieta": todo lo contrario.

¡El que nunca se haya salido de la dieta que tire la primera
piedra!

Muchos "gurús de la nutrición saludable" promueven un
estilo de vida y recomendaciones nutricionales que a veces son
imposibles de cumplir. Incluso muchos a través de sus redes
sociales solo postean lo que "supuestamente" es su estilo de vida
y forma de comer diaria sin poner nunca que comieron, por
ejemplo, un plato de pasta en un rico restaurante italiano un
domingo familiar.

Yo, particularmente, creo que si bien es cierto que debemos predicar con el ejemplo, justamente ese "ejemplo" no puede ser el vivo reflejo de una vida "ortoréxica" (llena de obsesión por la comida absolutamente saludable). Por eso me gusta mostrarles que no siempre soy la "Doctora Klarita" (como suelen llamarme por cariño mis pacientes), a veces también me despojo de la bata de médico, no solo para ser madre de tres sino para ocuparme de mí misma, para atenderme y también para darme mis gusticos de vez en cuando.

Así que el 80% de las veces como lo más saludable que puedo y otro 20% me dejo tentar por un frasco de nutella, que es mi mayor debilidad. De vez en cuando sueño y me levanto con ganas de comerme una hamburguesa y voy por ella. También busco el espacio para hacer ejercicio al menos 2 o 3 veces por semana y como a veces el cansancio me atrapa cuando mi agenda se complica (soy humana), decidí subir las escaleras todos los días hasta mi oficina en vez de tomar el ascensor. ¡Ah!, y practico "cardiolimpieza", es decir, limpio el piso de mi casa de forma activa con musiquita y bailando. De esta forma me aseguro de que si no logro llegar al gimnasio al menos cumplí con mi "sudadita del día".

Ahora bien, no todo se trata de comida y ejercicio, debemos pensar también en las demás áreas de nuestra vida para poder mantener un equilibrio.

Cuando tengo ganas de llorar, ¡LLORO! Eso es casi todos los días, sobre todo cuando me doy cuenta de todas las bendiciones que tengo (si no eres capaz de ver alguna bendición en tu vida en este momento, solo pon tu mano en el pecho y siente el latido de tu corazón... respirar y abrir los ojos cada mañana ya es un gran milagro y una gran bendición). Otras veces lloro de alegría, de tristeza o de rabia, y no lo reprimo porque aprendí que llorar limpia los lagrimales, al igual que la risa.

Hago lo que quiero el 80% de las veces, me ocupo de mí, trabajo en lo que amo y cuido a mis hijos que, así como mi profesión, son mi mayor pasión, y el 20% de las veces asumo que tengo que hacer ciertas cosas por compromiso.

¡Ah! El 20% de las veces peleo y siempre expreso lo que siento. Pero habitualmente (el 80% del tiempo) ando de buen humor.¡Me gusta reír! Creo que sufro de un extraño estado que yo llamo de "felicidad esencial", porque hace unos añitos descubrí o decidí creer que Dios me puso en este mundo para SER FELIZ.¡

¡Ríe y llora! 80/20
¡Come saludable y rompe la dieta! 80/20
¡Mantén la compostura y piérdela para
luego retomarla! 80/20

¡Aprende a disfrutar de lo mejor de dos mundos
en equilibrio! ¡Date el permiso de SER HUMANO!
¡Sé feliz!

Creo fielmente en que la felicidad,
así como quitarse los kilos de más,
es una decisión. ¿Qué esperas?

¡Atención, mujeres! Tu ciclo menstrual debe estar anotado en la agenda

Cuando estás premenstrual o durante la menstruación se produce naturalmente un cambio hormonal que te pedirá un poco más de carbohidratos. No todos los meses serán iguales, hay mujeres más sensibles que otras. Te puede llegar a salir un granito en la cara o puedes tener un cambio brusco de humor, pero si tomas conciencia de que ese cambio es producto de tu ciclo hormonal normal, puedes procurar respirar 10 veces antes de contestarle feo a alguien o incluso antes de irte a comer una gran torta de chocolate.

Si llevas un control y anotas en tu agenda la fecha de tu última menstruación, podrás estar preparada y evitar el síndrome premenstrual, los ataques de ansiedad y hasta el mal humor. En esos días previos las infusiones como la cola de caballo, el agua de Jamaica o el té de canela ayudan a drenar líquidos que normalmente se retienen desde 2 o 3 días antes de la regla. Otra recomendación es aumentar un "poco", de manera excepcional, el consumo de carbohidratos, incluso en la cena. Y por supuesto, para las amantes del chocolate, no pueden faltar los dos cuadritos (que sean 70% cacao) a las 3 pm como un reloj, ya que la mayoría de los ataques de ansiedad y por comer chocolate, cuando estamos premenstruales, ocurren entre las 3 y las 4 de la tarde, así que la anticipación y planificación definitivamente son clave.

Algo que me encanta es preparar chocolate caliente con leche de almendras, de soya, de merey o descremada, con 2 cuadritos o una cucharadita de cacao en polvo sin azúcar, endulzado con un sobre del edulcorante artificial de tu preferencia... Lo bates manual, lo llevas 1 minuto al microondas, lo bates nuevamente con la cucharilla y listo, tendrás un chocolate caliente para reconfortar tu alma para casos de emergencia cuando la ansiedad ataca.

Si no te gusta el chocolate caliente, pues también vale comerte 2 cuadritos de chocolate 70% cacao o superior. Puedes incluso en estos casos combinarlos con un puñado de almendras raw (naturales), un café negro o la infusión de tu preferencia.

Y muy importante, si sufres de dolores en el bajo vientre, pídele a tu médico que te recete algo para el dolor. Tómalo desde 1 a 3 días antes de que te venga la menstruación, y recuerda, no estás enferma, continúa con tu reto muscular, ¡no pares la actividad física!

Aunque suene extraño, el ejercicio te ayudará a aliviar esos síntomas, ya que eleva las endorfinas mejorando así tu estado de ánimo.

¡Inténtalo! ¡Sí se puede!

Capítulo 14

Pequeñas trampas en la dieta

A través de la voz de una de mis pacientes más queridas y difíciles, surgió este capítulo que sé que les va a encantar. Se trata de Ángela Oraá: periodista y relacionista pública venezolana, quien cuando se acercó a mí a pedirme consejos en el área de nutrición y tratamientos corporales para la flacidez y las grasitas localizadas, venía con una serie de falsas creencias que casi no puedo transformar. Ángela, como buena periodista, le gustaba mucho investigar y leer, por lo que fue muy difícil cambiar sus falsos paradigmas y que entendiera, por ejemplo, que más no es mejor. Iba al gimnasio todos los días, hacía ejercicios cardiovasculares y pocas pesas; comía lechuga con atún para poder comerse un dulce o tomarse un traguito, y ni hablar de la cantidad de quesos que ingería al día.

Ángela quería bajar muchos kilos cuando en realidad, nunca tuvo un sobrepeso importante; solamente grasita y flacidez mal ubicada. Sin embargo, cometía muchos errores y restringía muchos alimentos. Ya saben lo que ocurre con esto, ¿no? El resultado de esta ecuación es casi invariable: grasa localizada y flacidez. Puede que pierdas peso pero es casi imposible que logres tener una figura fit, tonificada y esbelta.

Teniendo en cuenta esto, quiero dejarte, a través del testimonio de Ángela, los mejores consejos y trucos que le enseño a mis pacientes para asumir su reto de las 6 semanas:

"No es fácil evitar las tentaciones y mantener una dieta adecuada cuando tienes una agenda intensa de trabajo. Tal vez por eso, la doctora Senior me pidió que contara mi experiencia en este capítulo. De nada vale cuidarte con rigor alimenticio y una rutina diaria de ejercicios, si a cada rato rompes "los 10 mandamientos del reto de las 6 semanas". El asunto es complejo, pero SÍ SE PUEDE. Mi consejo es que debemos ser masoquistas, acróbatas y decir mentiras piadosas en algunas ocasiones.

Masoquista, porque decirle "¡no!" a unos deditos de queso recién salidos del horno es un castigo. Cuando el mesero pasa con la bandeja rebosante, de inmediato me imagino a la orilla de la playa acompañada de algún galán, así que al canto de sirena de los pasabocas, cierro mi boca y los ojos también.

Acróbata, porque a la hora de elegir, elijo las proteínas y discretamente desdeño los carbohidratos. Sobre todo si es de noche, cero pan. Si el reto es un plato de pasta, elimino el queso y la crema. Si no tengo opción, me lanzo al vacío, así que reflexiono, me como el pecado y sanseacabó. Al día siguiente bajo la ingesta de calorías para compensar y lo doy todo en el gimnasio.

Las mentiras son un comodín. Como no tomo gaseosas (ni siquiera light) y tampoco endulzo los jugos, ni le pongo azúcar al café, la gente me mira como si llevara puesto un disfraz de Lady Gaga. Hay quienes insisten en que añadir cierta dosis de azúcar, aparte de rico, es indispensable. Si continúan con la presión, invento que soy pre-diabética o que mi religión no me lo permite. ¿Sabías que los mormones no toman azúcar?

Una cosa que he aprendido es a no expresar en voz alta que prescindo de tal o cual alimento porque "me cuido". Procuro ignorar después de las 2 p.m. la yuca, el arroz y el plátano frito, entre otras tentaciones. Cabe señalar que los domingos rompo el ritual y me permito unas dosis de carbohidratos después del mediodía sin abusar.

Por lo general la respuesta ante el comentario de los envidiosos que insinúan que no como esto o lo otro, es siempre la misma: "Claro, estoy delgada justamente porque me cuido y voy al gimnasio".

Con los años se ganan kilos porque con las dietas locas que hacemos y la pérdida natural de la masa muscular que se produce con la edad, el metabolismo se ralentiza. Uno de los trucos que aprendí con mi doctora es ir minimizando gradualmente las porciones e informarme cuáles son las combinaciones permitidas y los horarios en que conviene ingerir determinados grupos de nutrientes.

Comer sano y con conocimiento de causa me ha permitido disfrutar de la buena mesa. Antes la disfrutaba igual, la diferencia es que ahora me cuido para lucir bien físicamente acorde a mi estándar estético y para mantener mis órganos internos agradecidos con el trato que les doy.

Antes de seguir, debo aclarar que soy una sibarita empedernida.

Cuando era una analfabeta nutricional, cometía muchos errores sin saberlo, que no me pasaban factura porque tenía un metabolismo cómplice. Como ya no tengo treinta años, el funcionamiento del laboratorio e ingeniería de mi cuerpo se transformó, proceso que he tenido que entender para mantener mi máquina a tono. Confieso que a pesar de mis loables esfuerzos, tengo barriguita y cierta flacidez que combato con radiofrecuencia y carboxiterapia.

Estos son los tips que tengo en cuenta todos los días:

- Al salir de casa. Como el hambre siempre es un policía al acecho, cuando salgo de casa meto cositas para picar dentro de la cartera. Por ejemplo, alterno manzanas, mandarinas, duraz-nos, maní o un puñado de almendras. Si no tengo nada y me da un ataque de ansiedad, compro galletas de ajonjolí que son ricas en calcio.
- En un restaurante. Si pido un solo plato suele ser algo a la plancha o a la parrilla con vegetales. Si no, ordeno dos entradas ricas y sanas. Procuro obviar el postre y termino con una infusión o un buen café; pero si es "día de fiesta" y mi balance de la semana está en "cero culpas", me inclino por pedir algún postre pequeño.
- En el cine. Las crispetas sin mantequilla son mis mejores aliadas. Aunque confieso que saben más rico con gaseosa, siempre pido agua y evito las chucherías y el perro caliente.
- En la carretera. Si no tengo una buena guía turística que pueda orientarme, preparo unos sándwiches de pan integral con pavo, salmón o pernil, con alfalfa y tomate. Lo complemento con limonada con hojas naturales, bien sea de menta o yerbabuena, té verde o agua de Jamaica natural preparada por mi.

¿Qué hacer en las fiestas?

Nunca he sido adicta los pasabocas y nuestra cultura estila que cuando hay comida en los eventos, esta se suele servir tardísimo; en consecuencia, terminas comiendo más de lo que debes. Aguantar hambre es un defecto perverso. Dilema fácil de resolver ingiriendo algo antes de salir de casa. A mí jamás me verán persiguiendo con ojos de depredador a un mesonero con bandeja en mano.

Si hay buffet, no me sirvo de todo; además de lucir poco glamoroso, es un atentado calórico. Comienzo por las ensaladas y sigo con las proteínas. De postre, me puedo permitir algún chocolate, y si es negro, bingo. Merengues, flanes y tortas, ocasionalmente, los he camuflado con una servilleta y terminan como suvenir de la fiesta al día siguiente en el desayuno.

Con la dosis de alcohol me limito hasta tres copas de vino tinto y con el espumante soy más laxa, puede que tome una más si tengo conductor asignado.

El café

No soporto las máquinas en las que al apretar un botón sale café.

La opción que trae leche en polvo es hiper-grasosa. Si tienes hambre y te tomas un capuchino o café late de estas máquinas, verás que te sientes lleno como si hubieses comido un cochinillo entero.

¿Por qué? Ese café nada en la grasa de la leche entera que le ponen, además de azúcar y a veces hasta chocolate (si se te ocurre pedir moccachino, es peor). Aconsejo elegir el normal, "negrito" o expreso, antes que el preparado.

Sé suspicaz con las etiquetas light

Se creó una matriz de opinión que los alimentos light no engordan, así que no importa la cantidad. Falso. Si duplicas la dosis estás comiendo igual o más que la versión no light. Presta mucha atención al pan, la mayonesa, la leche, las gaseosas, etc.

Por ello prescindo, a partir del mediodía, de las barras de cereal que por muy light que se publiciten. Me resultan artificiales y si lees bien las etiquetas como yo aprendí, verás que de light no tienen sino el nombre.

Las etiquetas que indican enriquecido con vitaminas X e Y son sospechosas. Eso que parece bueno, no lo es tanto, ya que en el proceso industrial perdió las propiedades intrínsecas y se "enriquece" artificialmente, o como me explicó mi doctora Klara, cuando, por ejemplo, un chocolate dice que es light y bajo en azúcar, de seguro verás en la etiqueta que tendrá más grasa de la que tendría un chocolate en su versión digamos "normal". Resulta que cuando eliminan o reducen notablemente un macronutriente de un alimento para hacerlo light, le aumentan otro para hacerlo más apetecible. Así que, ¡cuidado! ¡Lee siempre las etiquetas y compara!

Pero, sobre todo, ¡no te excedas!

La gelatina, que es tan rica en proteínas, la aprendí a hacer de lámina porque la de cajita no es tan sana. Es la que Armando Scannone y la doctora Klara recomiendan. La preparo con jugos naturales recién hechos, sobre todo cítricos, que endulzo con algún edulcorante artificial o algunas veces me permito un toque de miel.

Eso sí, si no te queda más remedio, pues elige la versión de cajita que viene endulzada con edulcorante artificial y mantenla siempre en la nevera para casos de emergencia... Podrás comer la cantidad que desees cuando ataque la ansiedad.

Cambia el chip

A modo de conclusión de este capítulo, cuanto comes y cuanto gastas de energía van de la mano. Comer frugalmente en la medida de que se van acumulando años es sabio y procurar hacer ejercicios hasta el último suspiro es un designio.

Afortunadamente disfruto la actividad física, de no ser así me lo habría planteado como una obligación o un hábito saludable, tal como cepillarme los dientes.

Aprovecho para agradecer a mi doctora Klara Senior por mostrarme la luz al final del túnel.

Capítulo 15

Conviértete en detective... de alimentos

Muchos pacientes entran por la puerta de mi consultorio y lo primero que me dicen es: "Doctora, vengo a que me ayude. He hecho de todo y no adelgazo, debo tener alguna enfermedad o problema hormonal porque hasta el agua me engorda".

Cuando era inexperta y comenzaba en estos oficios, me impactaba tanto esa frase que decidía de antemano y confiaba en las palabras del paciente que tenía en frente, por lo que le mandaba a hacer cuanto examen de laboratorio y perfil hormonal existe, buscando que me diera luz para descubrir alguna "causa oculta" del sobrepeso del ser humano que tenía frente a mí y que era un reto ayudar. Quizá llevada por mi propia experiencia como paciente pensaba, "Bueno yo soy hipotiroidea y tuve hiperinsulinemia, quizá este paciente pudiera tener algo similar a lo que yo tuve y por eso le cuesta tanto bajar de peso".

Pues no, no, no... Craso error... Con la experiencia descubrí que eso de que "hasta el agua me engorda" es la expresión para engañarnos a nosotros mismos (como yo lo hice alguna vez también).

Resulta que esa "agua que engorda" se traduce realmente muchas veces en calorías ocultas que se encuentran dentro de los alimentos que consumimos a diario y que habitualmente no nos damos cuenta de que existen, tal es el caso de:

- Los jugos naturales
- Las gaseosas
- Las aguas saborizadas
- Las sopas

- Las ensaladas con aderezos supercalóricos
- E excesivo uso de aceite de oliva
- El alto consumo de lácteos (algunos piensan que no engordan porque son descremados o light)
- El chocolatico light todos los días de postre
- Endulzar todo con miel creyendo que por ser "natural" no tiene calorías y no engorda
- El consumo de granola casi a diario porque supuestamente es baja en calorías y "no engorda"

Así que mucha ¡atención! con esas calorías ocultas y esas calorías vacías que pueden estar saboteando tu proceso de pérdida de peso.

Analicemos algunos de esos alimentos que supuestamente no engordan, pero engordan:

- Ese juguito industrial de naranja que te tomas inocentemente porque te provocó quitarte la sed con algo dulcecito ¡tiene mínimo 150 calorías! Y todas básicamente en forma de azúcares simples, ¡da terror!
- Esa bolita de pan de las que te ponen en los restaurantes o cafés a la que además le untaste un poco de mantequilla son 200 calorías más que le estás sumando a lo que sea que te vayas a comer en ese lugar.
- Ni hablar del té que venden envasado y endulzado listo para beber. ¿Pueden creer que tiene más azúcar que una gaseosa?
  Dentro de ese frasco pueden haber hasta 12 cucharadas de azúcar que nos bebemos a veces en menos de 10 minutos y "sin pensar". ¡Ojo con esto!

Presta mucha atención a lo que estás comiendo y, más aún, tomando en forma de líquido.

Habitualmente, aunque jamás mando a mis pacientes a contar calorías porque me parece estresantemente horrible y veo que les genera mucha angustia, cuando estoy creando un plan nutricional para un paciente adulto promedio, la meta es reducir su consumo entre unas 1.200 a 1.600 calorías si es mujer y 1.600 a 2000 si es hombre (dependiendo entre otras cosas de la altura, edad y actividad física). Hay que saber administrar y distribuir bien esas calorías y sobre todo enseñarles a tomar decisiones saludables a la hora de elegir lo que van introducir en su boca para que no se las vayan a tomar o a comer algo extremadamente calórico (como el juguito industrial), sin valor nutritivo y que, para colmo de males, ni siquiera les va a quitar el hambre ni la sed.

¡Llegó la hora de aprender a tomar decisiones inteligentes!

- Cambia las papitas fritas por una papa al vapor u horneada o por media taza de arroz en el almuerzo y/o por una rica y saludable ensalada en la cena. O si te gustan mucho, prepáralas fritas en calor seco (ve a la sección de recetas para saber cómo se hacen).
- Toma en cuenta que una gaseosa de 200 cc representa un consumo de 100 calorías, 200 cc de cerveza contienen 115 calorías, y así lo que ganas con la buena elección de lo que pides para comer, lo dañas con la bebida, que además no te alimenta. ¿Tienes sed? ¡Toma agua! ¡Pide un té! ¡Agüita de Jamaica! Y endúlzalos con stevia (y si es stevia natural, pues mucho mejor). ¡Ahórrate esas calorías y GANA SALUD!
- Lo mismo ocurre con los jugos, pues incluso los naturales pueden contener gran cantidad de calorías. Si eres amante de los jugos, toma uno solo al día. Ten en cuenta que un vaso puede tener alrededor de 100 calorías y que si te tomas tres vasos estamos hablando de las calorías de una barrita de chocolate. Claro que el jugo es más saludable que un chocolate con leche, pero el tema aquí es que si tu peso está estancado, esta puede ser una de las causas de que tu balanza no se incline hacia abajo.

● Las aguas saborizadas que están tan de moda, aunque las haya con edulcorantes, tienen un alto contenido de sodio, además lee bien la etiqueta porque podrías estar consumiendo en un solo vaso hasta 70 calorías.

Así que ya lo sabes, ¡muy pendiente de las calorías líquidas!

● Jugo de naranja natural (un vaso): 100 kcal
● Smoothie de frutas: 130 kcal
● Chocolate caliente: 290 kcal
● Capuccino: 120 kcal
● Caramel macchiato: 240 kcal
● Mocha blanco frío: 400 kcal

Esto es solo para que te des una idea...
¡Tú eliges!

La trampa de los alimentos "light". ¡Ojo con esto!

En esta "nueva era del mundo FIT" tenemos la mala costumbre de adjudicar la propiedad "light" a ciertos alimentos y los consumimos como locos cuando nos ponemos "a dieta" porque supuestamente "no engordan". Incluso algunos tienen la falsa creencia de que comiéndolos van a adelgazar como "por arte de magia", sin hacer mayor esfuerzo. Pero podemos estarnos equivocando porque hay productos que reducen unas calorías eliminando el azúcar, por ejemplo, pero que luego las recuperan agregando otro tipo de aditivos (principalmente grasas) para mejorar el sabor que perdieron al eliminar el azúcar.

Mucha gente incluso cree que los productos light no solo no engordan, sino que adelgazan. ¡Falso! Normalmente, la versión light de un producto implica que tiene al menos 30% menos grasas, azúcares, menos sodio o menos calorías que su versión oficial original, pero no significa que no tiene calorías.

Habrás visto productos que dicen en su etiqueta "light" o "dietético" en grande y cuando llegas a casa y lees las letricas más chiquitas dice "este producto no es un producto para adelgazar, es un producto para diabéticos, pero no implica que tenga menos calorías que su versión original". Así que, ¡lee, siempre lee las letricas más chiquitas!

Por ejemplo, muchos chocolates supuestamente "light" siguen teniendo un alto contenido calórico debido a la gran cantidad de grasas que contienen, por lo tanto no nos ayudan a adelgazar ni son una golosina que te convenga comer frecuentemente.

Ahora bien, si no contienen azúcar ni fructosa, habitualmente tienen menor índice glicémico (lo cual se traduce en que no elevarán tu insulina en la sangre de forma brusca al comerlo), entonces puedes darte permiso de comerte dos o tres cuadritos de vez en cuando. ¡No todos los días! Y ¡no toda la barra de 100 gr!

La verdad verdadera es que la palabra "light" significa que "supuestamente" el alimento o golosina en cuestión tiene un 30% menos de calorías, de grasa o de azúcar que sus correspondientes normales, otras veces usan la palabra "light" para expresar que el alimento es bajo en sodio (como ocurre con la salsa de soya, por ejemplo).

Por eso tenemos que tener claro que cuando comemos un chocolate *light* no estamos consumiendo algo que no engorda, sino que probablemente engorda menos que el chocolate normal, ¿pero cuánto menos? ¡Revisa la etiqueta! Más allá de leer el nombre del producto, lee la etiqueta en la parte donde dice "información nutricional". Verifica que no solo haya una reducción del número de calorías por gramo de alimento sino también una reducción en el porcentaje de grasa del producto, además de qué tipo de grasas contiene; recuerda que debes alejarte de las grasas saturadas y de las trans.

Aprendiendo a leer las etiquetas de los alimentos

Para ello, necesitamos convertirnos en "verdaderos detectives de alimentos". Lo primero que tienes que hacer es ver la parte de atrás del empaque y leer qué cantidad de calorías por gramo contiene el producto. Por lo general se detalla en "calorías por porción" y "calorías en cada 100 gramos". Muchas veces la etiqueta de los "productos light" lleva un cuadro comparativo con la versión normal del producto.

Ahora bien, la cosa va más allá de ver la cantidad de calorías. Existen varios elementos importantes en las etiquetas de los alimentos que debemos evaluar a la hora de hacer nuestras compras y elecciones inteligentes. Así que cuando nos toca leer una etiqueta para ver la información nutricional de un producto, además de las calorías que aporta, debemos ver la cantidad y el tipo de macronutrientes que contiene y sus porcentajes de consumo diario recomendado.

Desglosemos cada uno de ellos para poder comprenderlo bien:

- **Tamaño de la porción recomendada.** Muchas veces compramos una bolsa gigante de papas fritas y comemos toda la bolsa porque dice "horneadas" o "light", sin fijarnos que en la etiqueta dice que el tamaño de la porción, por ejemplo, es de 100 gr, 1 taza o 3 galletas. Cada alimento tiene en su etiqueta la información de cuánto es su consumo máximo recomendado al día.
- Calorías. Un alimento que aporte más de 200 calorías por cada 100 gramos es un alimento de alta densidad energética. Pongámoslo de esta forma: una pechuga de pollo de 100 gramos preparada a la plancha, a la parrilla o al horno, en promedio, puede tener unas 110 calorías. La misma pechuga frita puede llegar a tener unas 420 calorías. 100 gramos de alitas de pollo frito contienen 520 calorías y la misma cantidad de nuggets fritos, 420 calorías. Si hablamos de una merienda, recordemos que lo recomendado es que no supere las 200 calorías por ración.
- Grasas totales. Lo recomendable es que ningún alimento supere un 30% de grasa por cada 100 gramos de alimento. Para ello observaremos la información de la etiqueta y veremos, además de los gramos de grasa que tiene el producto, el %RDA (porcentaje de consumo diario recomendado). Si estamos siguiendo una dieta baja

en grasas es importante que el producto que vamos a consumir contenga menos de 10 gramos de grasa por cada 100 gramos de alimento. Recuerda que cada gramo de grasa tiene 9 calorías, es decir que 10 gramos de grasa tendrán 90 calorías. Todavía tendrás unas 410 calorías de las 500 promedio recomendadas para su consumo diario.

Ahora bien, no solo es importante la cantidad de grasa que tiene un alimento, también es muy importante el tipo de grasa que contiene para saber si es saludable o no. Por ejemplo, si observas que la etiqueta dice aceite vegetal hidrogenado o parcialmente hidrogenado significa que tiene grasas trans y que no es muy saludable (este tipo de grasas se pega en las paredes arteriales y se relaciona con mayor frecuencia de aterosclerosis).

Si dice que contiene grasas saturadas pues no será un producto muy bueno para quienes sufren del colesterol. En cambio, si contiene ácidos grasos monoinsaturados y poliinsaturados será beneficioso para tu salud consumirlo.

- Carbohidratos. Aquí debemos ver si el producto en cuestión contiene carbohidratos y que los azúcares simples que contenga no superen el 10% por cada 100 gramos de producto (es decir 10 gramos). La etiqueta debe decir el tipo de carbohidrato (simple o complejo) y la cantidad que viene en forma de fibra. Si un alimento no dice en su etiqueta si contiene azúcares simples o no lo discrimina y solo dice "carbohidratos", toca leer los componentes, y si dice azúcar, fructosa, miel, panela, jarabe de maíz o jarabe de maíz rico en fructosa, pues sí contiene azúcares simples y al no describir en la etiqueta la cantidad, yo desconfiaría de ese producto.

Cómelo con mucha moderación, ya que su exceso de carbohidratos simples puede elevar los triglicéridos, el azúcar y/o la insulina en sangre.

Veamos un ejemplo:

Una bolsa de maní salado dice en la etiqueta de su empaque:

Tamaño del empaque: 170 g
Tamaño de la ración: 25 g
Raciones por envase: 7
Calorías: 130
Calorías de la grasa: 70 RDA%

Grasas total: 8 10%
Grasas saturadas: 2 g 8%
Grasa trans: 0 g
Colesterol: 0 mg
Carbohidratos totales: 9 g 2%
Azúcares: 4 g
Fibra dietaria: 2 g 8%
Proteínas: 8 20%
Sodio: 100 mg 4%

Vamos a analizar esta etiqueta:

- %RDA: significa el porcentaje de requerimientos diarios recomendados basados en una dieta promedio de 2.000 calorías y va de la mano con el tamaño de la ración recomendada.
- Tamaño de la ración: son 25 gramos, que es aproximadamente un puño cerrado (que no se desborda). ¡No es toda la bolsa! Si consumes toda la bolsa, estamos hablando de seis raciones adicionales a la recomendada.
- Calorías: 130 es una merienda perfecta. Recuerda que hablamos de que una merienda debía tener unas 150 a 200 calorías. Así que podrías comerte un puñado de maní, una gelatina de dieta y dos lonjas de pavo con un té o café y tendrías una merienda de menos de 200 calorías.

- Grasas totales: contiene 10% de la cantidad diaria de grasas recomendada para una dieta promedio de 2.000 calorías. Recuerda que las calorías de la grasa deben aportar aproximadamente 500 calorías al día, es decir que nos quedan 430 calorías de la grasa pendientes por consumir. Ojo, no es que te vas a comer la bolsa completa de maní para completarlas, recuerda que los demás alimentos que consumes a lo largo del día también tienen grasas. ¡No te hagas trampa!
- Carbohidratos totales: una porción de 25 gramos de maní apenas representa un 2% del consumo recomendado diario, así que ni me preocupo por la insulina cuando consumo maní, pues el porcentaje de carbohidratos que contiene es realmente insignificante y no me va a generar picos de insulina.

Descubre a los grandes impostores

Cuando estas en la calle tienes que aprender a descubrir cuáles son los grandes impostores que pueden sabotear tus esfuerzos por perder peso. A continuación te detallo una lista de los más frecuentes:

- Sushi: es una opción de moda algo peligrosa para tu dieta, si no sabes escoger el roll adecuado. Resulta que el arroz del sushi se prepara con azúcar y vinagre, y esto, sumado a las "salsas hipercalóricas" con las que lo sirven a veces, pues puede significar 500 calorías en tan solo seis rollos.
  Una monstruosidad. Mejor elige un restaurante de carnes y te comes buen trozo de punta trasera a la parrilla con ensalada mixta y yuca sancochada sin aceite, así todavía te quedan debiendo calorías.
- Galletas y dulces "sin azúcar": frecuentemente contienen el doble de grasas para hacerlos más gustosos, miel y/o jarabe de maíz rico en fructosa. Así que ¡CUIDADO!

- Yogurt light: si tiene 100 calorías, resulta que no es tan light, porque uno normal tiene alrededor 170. Los yogures más "ligeros" tienen entre 60 y 80 calorías por taza o porción, por lo tanto, es bueno comparar entre las distintas opciones del mercado.

- Granola: ¿caíste tú también en esta trampa? Una taza de granola puede tener incluso más de 500 calorías y unos 30 gramos de grasa. Yo la erradicaría de mis "opciones saludables" para adelgazar, salvo que hagas la tuya casera y/o leas muy bien la información nutricional de la opción que te están presentado.

- Hamburguesas de pollo: mucho cuidado con esta opción "ligera" si estás en la calle, pues recuerda que nadie limpia el pollo como tú en tu casa y al molerlo suelen hacerlo con "el pellejo grasiento" lleno de calorías y grasas que se saturan al cocinarlas. Si tienes carnicero de confianza, siéntate frente a él y pídele que saque toda la grasa a unas pechugas de pollo y las muela "frente a tus ojos" unas 2 o 3 veces para que prepares en casa tus propias hamburguesas de pollo o pavo saludables.

- Gaseosas light: investigaciones recientes han demostrado que su consumo puede ser tanto o más perjudicial que "la versión regular" y predisponer al desarrollo de síndrome metabólico o diabetes. Adicionalmente, su alto contenido de ácido fosfórico hace que los huesos pierdan calcio, debilitándolos, pudiendo producir osteoporosis además de cálculos renales. También poseen unos componentes llamados ciclamatos que se han asociado con mayor frecuencia de cáncer. Uno de vez en cuando no pasará nada, pero si los consumesdiariamente en mucha cantidad, pues ya sabes a lo que te arriesgas.

- Barritas de cereal dulces supuestamente light: ¿has leído sus etiquetas antes de consumir estos productos? Te sorprenderás al comprobar que muchos contienen gran cantidad de calorías en forma de azúcar y grasas.

Sigamos tomando decisiones saludables

Típico engaño que te haces: "me dijeron que no comiera frutas de noche", pero vas y te comes una torta. ¡Cómete la fruta!

Si te provoca un poquito de carbohidrato en la noche, sobre todo al principio, y tienes mucho sobrepeso, elige la opción más sana.

Hay personas que comen entre 5.000 y 6.000 calorías en un día porque se comen tres panes estilo francés, dos chocolates, más el pollo frito; si a esa dieta le sacas la fritura, te comes solo un muslo y medio, y la mitad del chocolate, ya se va a notar la mejoría.

¿Eres de los que no le gustan mucho los vegetales? Bueno, no te preocupes, si no te gusta el brócoli te prometo que no te voy a poner a comerlo como única opción para adelgazar; elige tus favoritos y cómete el que te gusta, aunque sea solo la zanahoria rallada, porque aunque tenga el índice glucémico medio alto, es mejor que te comas la zanahoria a que vayas a comerte el pollo frito. Hay recetas variadas para preparar los vegetales para que no se vuelvan aburridos.

Mi mejor recomendación (yo que no comía sino tomate y lechuga) es que pruebes diferentes formas de preparar las ensaladas y vegetales. Más adelante te daré algunas recetas y pautas. Explora, prueba, date la oportunidad de experimentar otros sabores y combinaciones.

¿Te gusta el brócoli? Le pones una vinagreta o le esparces un poquito de queso de cabra por encima y le cambias el sabor, o lo bañas con claras de huevo batidas con queso de cabra, sal y pimienta al gusto, lo pones al horno a gratinar y listo. Es divino.

Se trata de consumir la cantidad de nutrientes y no solo de calorías que tu cuerpo necesita. Si eres de los que les gusta comer mucho, entonces elige aquellos alimentos que tengan bajo índice glicémico y no solo baja densidad calórica para que puedas sentirte lleno y saciar tu hambre sin acumular más calorías de las recomendadas.

¡Haz más grandes tus ensaladas!

¿Te parece imposible reducir a 2.500 calorías tu ingesta diaria? Recuerda la ecuación de la obesidad "+ Ingesta calórica – Gasto energético". Así que a mover ese cuerpo para gastar todas esas calorías que consumes de más.

Si me sigues en redes sociales ya me habrás visto decir que al no comer, tu metabolismo se enlentece (ralentiza); si no lo sabías, entérate de que si tienes kilitos de más no es solo porque consumes muchas calorías. ¡Rompe los mitos! Descubre que no desayunar, comer a deshoras y la farsa de "un caramelito diario no me va a hacer ningún daño", sumado al sedentarismo y al consumo excesivo de comidas chatarra, hacen que tu metabolismo se convierta en algo más lento que nada. Aplica los pilares de tu reto para recuperar tu masa muscular y encender tu propio laboratorio quema grasa.

Quizá debamos "volver a lo incivilizado". Es tan simple como volver a lo más sencillo y básico. A veces la gente se inventa unas dietas locas, fuera de este mundo, o se pone exquisita con que si no es bueno comer carne comen solo atún con piña o pollo con melón y olvidan lo esencial "EL EQUILIBRIO". Yo, que para graduarme de médico hice mi pasantía rural en la selva amazónica, te garantizo que volver a lo más simple es la mejor opción.

Los indígenas llevan una vida activa (caminan, corren, nadan, se trepan en los árboles) y comen lo que cazan, lo que pescan y lo que recolectan de las matas, y yo nunca vi un yanomami gordo.

¿No será entonces buena idea copiar lo bueno de ellos y retomar algunas de sus costumbres? Volvamos a comer alimentos frescos y de cocción simple. A veces veo unas recetas "dietéticas" por allí tan complejas y con insumos tan complicados de conseguir, tan difíciles de preparar o tan costosas, que de solo leerlas ya me da flojera.

Si tu vida es agitada como la mía, seguro necesitarás recetas fáciles, muy prácticas y sencillas de preparar, además de ricas y apetitosas, así que continúa adelante leyendo que ya te voy a dar algunas recetas para que tu reto de las 6 semanas sea todo un ÉXITO.

Hay cambios de hábito súper simples que puedes hacer sin sufrir

Me gusta enseñar comparaciones a mis pacientes para ser más gráfica y poder hacerles llegar mejor el mensaje, porque definitivamente, ¡el conocimiento es poder! Y definitivamente la propia TOMA DE CONCIENCIA es vital para hacer ese "clic mental" necesario para tomar la decisión definitiva de implementar un cambio en nuestra vida.

Una de las comparaciones que siempre les hago es la siguiente: 1 cucharada de aceite tiene alrededor de 100 a 120 calorías y 2 rebanadas de pan integral bajo en calorías aportan alrededor de 120 calorías. Mi pregunta obligada es: ¿qué prefieres?, ¿comer la cucharada de aceite o las dos rebanadas de pan integral?

Es tan sencillo como pensar que si eliminas una cucharada de aceite de la cocción de tus comidas (porque sola no te la vas a comer, ¿cierto?), dos de los tres juguitos que te tomabas diariamente y una gaseosa, estamos hablando de más de 420 calorías menos que no te producen saciedad y que podrías fácilmente suprimir sin mayores sufrimientos.

Si cambias esto por un sándwich de pan integral bajo en calorías con pavo y vegetales acompañado de agua de Jamaica endulzada con stevia, estamos hablando de 200 calorías de absorción lenta que sí te darán saciedad. En definitiva, si tienes hambre, ¡come algo que de verdad te la quite! Un juguito, una gaseosa o una cucharada de aceite o mayonesa jamás lo harán.

En vez de usar tanto aceite, regúlalo; puedes comprarlo en spray porque te será más fácil distribuirlo bien y usar mucha menos cantidad.

De esa forma, si logras reducir esa cucharada de aceite, puedes darte el lujo, por ejemplo, de comerte 1 o 2 rebanaditas de pan integral.

Lo mismo ocurre con la leche: cambia la versión entera por leche descremada, leche de almendras, leche de soya o alguna otra leche vegetal. Un vaso de leche entera de 200 cc tiene 136 calorías, si es descremada tiene unas 70 o 75 calorías y si es de almendras tiene 60 calorías. Ya nos vamos ahorrando alguito, ¿cierto? Además, con solo cambiar los lácteos enteros por descremados (incluyendo yogures y quesos) y dejar de freír los alimentos, las calorías que nos ahorramos serán justo en forma de grasas saturadas que pueden depositarse en tus arterias y afectar tu salud.

Otra ventaja de usar lácteos descremados es que, al eliminar la grasa de los lácteos, aumenta el porcentaje de calcio en ellos.

¡Un doble beneficio para el peso y la salud! Eso sí, recuerda bien el séptimo mandamiento de tu reto de las 6 semanas: cero lácteos y frutas los primeros 15 días... Luego, cómelos con moderación y optando por la opción más saludable: evita lácteos derivados de la vaca por su poder sensibilizante o alergénico y procura sustituirlos por leche de almendras, de arroz o de soya y por queso de cabra o de búfala; el yogurt griego es, sencillamente, ¡lo máximo! y lo encuentras en todos los supermercados.

Y hablando de yogurt, otro de los truquitos que recomiendo es usarlo para sustituir la mayonesa. Así, mis hamburguesas caseras y mis sándwiches llevan siempre salsa rosada hecha a base de yogurt griego o natural descremado, mostaza y full tomate, lechuga, alfalfa y, por qué no, un pepinillo. Incluso, mi ensalada de repollo rallado con zanahoria también la preparo con yogurt natural descremado y, si no lo tiene ya añadido, le pongo un toque del edulcorante artificial que tenga a mano.

Si hablamos de queso de cabra me gusta el ricotta, el de tipo paisa y el de cabra natural, y si hablamos del de búfala me gustan mucho los bococcini, el ricotta y el yogurt griego.

Conviértete en un "ser humano integral"

¡Aumenta tu consumo de alimentos ricos en fibra! No se trata de que tengan menos calorías que sus versiones "normales", se trata de que los alimentos integrales tienen menor índice glicémico y por ello con su consumo se evitan los picos de insulina de los que conversábamos en capítulos anteriores.

¿Cómo? Sencillito, cambia el pan blanco o el tipo francés por pan integral que además de ser rico en fibra, se absorbe lentamente y no te generará picos de azúcar en lasangre que "enloquezcan a tu insulina". Adicionalmente te ayudarán a regularizar tu tránsito intestinal y a controlar el colesterol y los triglicéridos.

¡Una cucharada de mayonesa ya son 100 calorías o más! Cambia las salsas a base de mayonesa por salsas preparadas a base de yogurt griego *light* (sin azúcar, bajo en grasa) mezclado con mostaza, vinagre balsámico o con un toque de aceite de oliva (solo un poquito: recuerda que el aceite, incluso el de oliva, tiene una importante cantidad de calorías).

Las papas fritas pueden resultar mortales si las comemos en exceso. De vez en cuando no es problema, pero conozco quien las come o las da a sus niños casi todos los días y son 500 calorías por cada 100 g. Por la ingesta de calorías que representan termina siendo preferible que te comas dos hamburguesas. ¡Imagínate!

Igualmente, ten mucho cuidado con las ensaladas de pollo apanado: una cosa es el pollo frito y empanizado, y otra es el pollo a la plancha preparado sin aceite en tu sartén de teflón.

Recuerda que ese aceite con el que fríen el pollo empanizado puede triplicar las calorías que consumes. Así, una pechuga de pollo de 100 gr tiene unas 110 calorías, mientras que una pechuga de pollo empanizada y frita puede superar las 400 calorías. Eso aplica también para los vegetales empanizados y fritos, no son realmente una opción sana ni mucho menos te ayudarán a bajar de peso. ¿Me sigues?

¿No existe vida sin chocolate?

Para la gran mayoría de mis pacientes, al igual que para mí, el chocolate es vital para la vida. En mi opinión muy personal, la mayoría de la gente "plenamente feliz" come chocolate. Científicamente muchos, al igual que yo, lo consideran el "antidepresivo" ideal, no estando tan lejos de la verdad, porque tiene componentes que estimulan la liberación de un neurotransmisor llamado serotonina, como el triptófano, además de elevarte las endorfinas (una especie de morfina endógena), lo cual se traduce en sensación de placer y tranquilidad. Por decirlo en leguaje criollo: ¡te quita la angustia y la depre! ¿Qué puede ser mejor que eso?

¡Rompamos el mito! El chocolate en sí mismo no engorda, además es uno de los alimentos más saludables que existen. ¿Qué lo hace dañino?, ¿qué nos hace engordar? El azúcar, la leche y los aditivos que le agregan para convertirlo en un dulce industrial, sobre todo cuando se le agregan esas horribles y dañinas grasas trans que lo vuelven más atractivo al paladar.

Al ser rico en magnesio, incluso ayuda con el síndrome premenstrual. Si eres mujer, el cuerpo, que es sabio, muchas veces cuando estás "en esos días" o si andas medio "depre" te lo pide, y eso no está mal, de lo que se trata es de saber escoger qué tipo de chocolate comer y en qué cantidad.

Opciones de emergencia

¡Chocolate caliente! Prepara en casa leche de almendras y la mezclas con el cacao en polvo sin azúcar.

Compra chocolate 70% cacao que viene endulzado generalmente con Maltitol. Puedes comerte dos cuadritos. Como no tiene azúcar, no altera tanto el índice glucémico y es muy bajo en lácteos.

Eso sí, no te excedas o sufrirás las consecuencias, pues el consumo excesivo de maltitol "afloja el estómago" y puede producir diarrea.

En la sección de pecados saludables encontrarás mis recetas con chocolate favoritas. Te voy a enseñar desde cómo hacer una crema de chocolate *light* y flash, de "emergencia", hasta cómo preparar un brownie sin culpas.

Pero, ¿qué es el chocolate a ciencia cierta?

El chocolate es un alimento que proviene de la manipulación de las semillas de la fruta del cacao. Sus nutrientes primarios, además de las grasas que provienen de la manteca de cacao, incluyen carbohidratos y proteínas. En menor proporción contiene minerales como magnesio, fósforo y potasio.

Además contiene teobromina, cafeína y teofilina, que son bases xánticas que estimulan el sistema nervioso, la circulación sanguínea y tienen efectos diuréticos. La teobromina –el principal alcaloide del cacao– es la responsable de quitarte la depre, además tiene efecto diurético al estimular los riñones. La anandamida estimula el sistema nervioso central al activar a nivel del cerebro receptores que dan sensación de placer, bienestar y lucidez mental.

Tiene también cafeína y algunos antioxidantes como polifenoles que contribuyen a proteger las células del daño oxidativo. Son antioxidantes que evitan la "peroxidación lipídica", un nombre horrendo, tan horrendo como lo que ocurre en tus arterias: se te tapan. Los lípidos, y en especial las grasas malas, se oxidan y cuando eso ocurre y tu sistema corporal no tiene suficientes antioxidantes, la grasa pasa por un proceso de transformación y se aloja en las paredes arteriales, produciendo la aterosclerosis (concentración de placas de ateromas, que son placas de grasa que ocluyen las arterias). Estas placas de grasa pueden depositarse en las arterias coronarias y provocar un infarto, entre otras dolencias.

El chocolate aporta minerales como hierro, calcio, zinc, cobre y cromo. Y vitaminas E, B1 y B2 y feniletilamina, una sustancia del grupo de las endorfinas que mejora el estado de ánimo y genera las supuestas propiedades adictivas del chocolate.

Pero todos estos beneficios los consigues en mayor medida si el chocolate no ha sido procesado aún y convertido en una "golosina industrial". Las opciones están, queda de tu parte decidirte por la alternativa más saludable y te aseguro que sí las hay, así que sigue leyendo hasta llegar a la sección de recetas. Si eres amante del chocolate como yo, verdaderamente te reconciliarás con el chocolate y podrás comerlo, finalmente, ¡sin culpas!

Capítulo 16

¿Sin grasa para siempre?

Cada día son más las personas que llegan a la consulta o se comunican a través de las redes sociales buscando una solución casi mágica al tema de "esos kilitos de más". Sueñan con "un cuerpo perfecto" y creen que se logra con cirugía, y que si sufren de obesidad, simplemente "se aspiran y listo". Lamento decirles que deben bajarse de esa nube.

Las "lipos", como el común de la gente las llama, ¡NO SON TRATAMIENTO PARA LA OBESIDAD! Si realmente entras en el rango de la obesidad con un IMC mayor de 30 y porcentaje de grasa corporal mayor de 25 (si eres hombre) o de 32 (si eres mujer), el cirujano plástico, ético y responsable, te "rebotará de su consulta", casi con absoluta seguridad.

Pero, para explicártelo mejor, decidí invitar a un reconocido experto en la materia, identificado en Twitter como @cirujano y en Instagram como @slobodianik, mi amigo y respetado colega el doctor Daniel Slobodianik, cirujano plástico de gran renombre internacional, precursor y compañero de lucha de campañas como #NoPastillasChinas, #NoBiopolimeros, #NoMallaLingual y #NoIntrusismo a nivel de los medios de comunicación convencional y redes sociales.

Habla el doctor Daniel Slobodianik. ¿Qué es la liposucción?

Liposucción, como su nombre bien lo indica, es la "succión" de la "lipo" o grasa. Esta técnica, también conocida como lipoaspiración, lipoescultura o lipoplastia, es quizá uno de los procedimientos más populares dentro de la cirugía plástica. Se realiza en quirófano, no en consulta, y consiste en remover el tejido graso de alguna región del cuerpo con la finalidad de modelar y definir la silueta. Un dato curioso es que no fue inventada por un cirujano plástico. Su creador fue un ginecólogo italiano llamado Giorgio Fisher, en 1974.

De allí en adelante se convirtió en una de las técnicas favoritas de los pacientes. ¿Por qué? Lo ven como una solución rápida y definitiva para quitarse esos kilos que molestan. Muchos piensan, erróneamente, "Entro al quirófano y listo". Según mi percepción, existe un gran desconocimiento en cuanto a quiénes son los candidatos para esta técnica quirúrgica. En los consultorios de los cirujanos plásticos es frecuente ver pacientes con obesidad que acuden con la idea de realizarse una liposucción.

Tal como lo dijo mi amiga y colega, la doctora Klara Senior, la liposucción no es un método para perder peso ni un tratamiento para la obesidad. Los pacientes ideales para este procedimiento son aquellos que gozan de buena salud, hacen ejercicio y llevan una vida saludable, pero aún así poseen depósitos de grasa en ciertas zonas del cuerpo que no logran mejorar o eliminar de ninguna otra manera. Estos pacientes son los que obtienen los mejores resultados quirúrgicos. Los "gorditos" con obesidad diagnosticada deben optar por tratamientos contra la obesidad; es decir, mejorar su alimentación y su estilo de vida, así como hacer ejercicio en forma regular. Esta sí es una especie de fórmula mágica. Pero para lograrla hay que tener constancia y estar dispuesto a llegar a esa meta.

Ojo con la aplicación de la técnica

La liposucción no debe realizarse en aquellos pacientes que requieran extracciones mayores a los 4 litros. Por encima de esta cifra, el paciente requerirá transfusiones sanguíneas para evitar su descompensación.

Es de hacer notar que durante una lipoaspiración, además de grasa, se extraen sangre, electrólitos y otros elementos importantes para el buen funcionamiento del organismo. Hacer aspiraciones excesivas puede traer graves consecuencias, inclusive la muerte. Por ello es que la liposucción no se considera un tratamiento para la obesidad generalizada, pues implicaría aspirar una gran cantidad de grasa que puede descompensar al paciente y llevarlo incluso a perder la vida.

Como cualquier otro procedimiento quirúrgico, la "lipo" tiene riesgos. Sin embargo, es un procedimiento muy seguro

- #NOBIOPOLIMEROS. No a los rellenos corporales ni faciales con siliconas líquidas habitualmente inyectados por personas inescrupulosas que pueden causar desde granulomas (deformaciones y nodularidades) hasta migración a sitios distantes y producir la muerte.
- #NOPASTILLASCHINAS. Unas pastillas muy famosas, distribuidas a nivel mundial con el supuesto fin de adelgazar de forma rápida y "sin dietas", no son más que peligrosas anfetaminas, que pueden ocasionar desde adicción hasta la muerte de pacientes (sobre todo si sufren de enfermedades cardiovasculares diagnosticadas o silentes).
- #NOMALLALINGUAL. Una malla de un material similar al plástico que suturan a la lengua para evitar que el paciente pueda tragar alimentos sólidos con la finalidad de supuestamente controlar y tratar la obesidad. Esta malla produce gran molestia al tragar, halitosis (mal aliento) y no soluciona ni trata las causas subyacentes de la obesidad. Y al no promover la práctica ni el seguimiento de un estilo de vida saludable, habitualmente los pacientes sometidos a este procedimiento tienden a reganar el peso perdido o incluso aumentan mucho más al poco tiempo de eliminar la incómoda e inestética malla de su lengua.
- #NOINTRUSISMO. Existe un peligroso grupo de personal no médico e incluso de personal médico no formado en cirugía plástica al igual que muchos gurús de la nutrición sin ningún tipo de formación ni aval académico, situación que se conoce con el nombre de intrusismo y que solo tú como paciente informándote puedes combatir.

Y lo más importante, aprende a quererte a ti mismo(a), sé consciente de tus fortalezas y trabaja tus debilidades. La mejor forma de lucir bien es cuando estamos conformes con lo que sucede en nuestro interior.

¡Evita riesgos y complicaciones!
Es tu derecho.

Con la salud no se juega

En este momento de tu reto de las 6 semanas espero y aspiro que ya tengas claras dos cosas:

- No existe receta milagrosa para perder peso, grasa y recuperar tu salud.
- Las "lipo" no aspiran ni los kilos, ni el dolor por una pérdida, ni el vacío que pueda haber en nuestro interior por alguna razón.

Mi mejor recomendación es que si te descubres pensando en cuál pastilla será buena para adelgazar más rápido o fácil, o en visitar al cirujano plástico luego de una separación, te pongas la mano en el corazón, te mires al espejo con amor, veas en tu interior y reconozcas que es el momento de buscar ayuda psicológica especializada.

A veces pensamos que un psiquiatra o psicoterapeuta es solo para tratar a los que están "mal de la cabeza" y de inmediato nos defendemos diciendo: "¿Yo, a terapia? ¡Ni que estuviera loca!".

Mi experiencia como médico y, más aún, como ser humano que también ha pasado por problemas similares, con el estilo de vida tan acelerado y los patrones inalcanzables de belleza que nos exige la sociedad actual, donde definitivamente todos tenemos algún grado de neurosis, es que en algún momento de la vida deberíamos darnos un paseíto por el psicoterapeuta, quien no es más que un facilitador que nos acompañará en el proceso de convertirnos en una mejor versión de nosotros mismos.

Adicionalmente, nos servirá para tratar y mejorar la ansiedad, la angustia y la depresión por las que pudiéramos estar pasando en algún momento de nuestras vidas, o simplemente para apoyarnos en el proceso de tomar una decisión importante, aprender a vivir en el aquí y en el ahora y, ¿por qué no?, descubrir nuestras potencialidades para facilitarnos el camino hacia nuestra autorrealización personal.

Muchas veces el exceso de "hambre" es emocional y no tomamos conciencia de ello hasta que nos sentamos frente al terapeuta.

Si el vacío en nuestro interior es emocional, si sentimos que nos falta amor o si guardamos rencores consciente o inconscientemente en nuestro corazón, la tendencia natural será a ganar peso y a recuperar el peso perdido cada vez que hagamos una "dieta".

El dolor no se aspira, se vive, se acepta y se deja ir... Si no se va de forma natural con el tiempo, es momento de buscar ayuda psicológica especializada.

A veces pensamos que un psiquiatra o psicoterapeuta es solo para tratar a los que están "mal de la cabeza" y de inmediato nos defendemos diciendo: "¿Yo, a terapia? ¡Ni que estuviera loca!".

Mi experiencia como médico y, más aún, como ser humano que también ha pasado por problemas similares, con el estilo de vida tan acelerado y los patrones inalcanzables de belleza que nos exige la sociedad actual, donde definitivamente todos tenemos algún grado de neurosis, es que en algún momento de la vida deberíamos darnos un paseíto por el psicoterapeuta, quien no es más que un facilitador que nos acompañará en el proceso de convertirnos en una mejor versión de nosotros mismos.

Adicionalmente, nos servirá para tratar y mejorar la ansiedad, la angustia y la depresión por las que pudiéramos estar pasando en algún momento de nuestras vidas, o simplemente para apoyarnos en el proceso de tomar una decisión importante, aprender a vivir en el aquí y en el ahora y, ¿por qué no?, descubrir nuestras potencialidades para facilitarnos el camino hacia nuestra autorrealización personal.

Muchas veces el exceso de "hambre" es emocional y no tomamos conciencia de ello hasta que nos sentamos frente al terapeuta.

Si el vacío en nuestro interior es emocional, si sentimos que nos falta amor o si guardamos rencores consciente o inconscientemente en nuestro corazón, la tendencia natural será a ganar peso y a recuperar el peso perdido cada vez que hagamos una "dieta".

El dolor no se aspira, se vive, se acepta y se deja ir... Si no se va de forma natural con el tiempo, es momento de buscar ayuda psicológica especializada.

Hay un dicho que reza: "Si quieres perder
1 kilo rápidamente, PERDONA". Yo agregaría "TE"...
Es decir, PERDÓNATE.

No todos deben "ser FIT"

Día a día veo en mi consulta pacientes realmente angustiados por cumplir con los estándares estéticos de cuerpos y estilos de vida supuestamente "perfectos y saludables" por lo que recomiendan "supuestos GURÚS" de las redes sociales, quienes "cuelgan" continuamente información sobre el tema de las dietas de adelgazamiento, en mi opinión a veces un tanto, digamos, "irresponsable". Muchos de ellos, dedicados al mundo del fisicoculturismo y del *fitness*, creen o pretenden que la "experiencia personal" les da experticia paraindicar dietas y rutinas de ejercicio a todo el universo, sin tomar en cuenta la individualidad y los padecimientos de cada ser humano.

Por ello, quise invitar a mi amiga y paciente de hace muchos años, Elvimar Sánchez (@ElvimarSanchez), a compartir su experiencia personal y profesional. Además de llevar el fitness como modo de vida, Elvimar es licenciada en nutrición y dietética y conductora del programa de televisión venezolano: "Activa tu Cuerpo Mente".

"Fitness es una palabra que tiene que ver con el estado de salud de una persona que realiza actividad física constantemente y cuida su alimentación. Pero también hay un tipo de fitness que se refiere a competencias sobre cuerpos esculpidos. Yo llevo más de quince años compitiendo y para ello tengo mi etapa de preparación durante unos meses para entrenarme hasta alcanzar la condición física que exige la competencia, sobre todo en lo que se refiere a porcentaje de grasa, que no debe ser mayor al 12 o 10% en el caso de la mujer.

No es sano para una mujer mantener los niveles de grasa tan bajos. Para la competencia está bien, pero es un tiempo determinado, puedes llegar a estar así tres semanas, pero después lo saludable es recuperar el nivel de grasa e incluso aumentar tu peso. En mi caso suelo recuperar hasta 5 kilos. Esto debe ser así porque de otra forma representa un riesgo para la salud y puedes llegar incluso a la amenorrea, a la ausencia de menstruación. Yo, al igual que mi querida doctora Klara, no creo que exista el peso ideal. Cuando uno hace actividad física hay un incremento de tejido muscular que tiene un peso mayor al de la grasa, entonces, si te mides por ese supuesto "peso ideal" vas a terminar calculando por debajo y eso hará que te veas envejecido, porque el músculo pesa más que la grasa".

Capítulo 17

Mi historia personal, mi más grande reto

Desde que tengo uso de razón sufrí de "problemas de peso"... Desde siempre y hasta el sol de hoy pareciera que todo el mundo se preocupa por mi apariencia física, por cuánto peso y por cómo me veo. Siento que parte de mi vocación como médico especialista en medicina estética, antienvejecimiento y experta en el manejo de la obesidad y sus consecuencias viene del víacrucis que tuve que vivir en el pasado.

De niña, mis padres vivían excesivamente preocupados por mi extrema delgadez y no hubo método que no intentaran para lograr que yo adquiriera "unos gramitos más"... Para ello me daban al menos tres veces al día cuanto multivitamínico nuevo aparecía en el mercado y jamás me dejaban levantarme de la mesa hasta que no me comiera el ultimo grano de arroz.

Finalmente, lograron su cometido: a los diez años comencé a adquirir algunos kilitos y con el desarrollo comencé a sufrir de problemas de sobrepeso, hasta que llegó el momento que muchos de mis compañeros del colegio me hacían *bullying* porque "era una gordita".

En este punto mi papá estaba nuevamente preocupado por mi peso, y luego de haber logrado su objetivo, me decía, "Klarita, creo que estás algo gordita, ¿tú no crees que debas hacer una dietecita?", y allí comenzó mi calvario. No ha habido dieta que no haya hecho: que la de los puntos, la del atún con piña, la del semáforo, la de los astronautas y la de las grasas. Estas dos últimas casi me matan, pues se basan en el consumo de proteínas y grasas eliminando absolutamente todos los carbohidratos por tres días: huevos con tocineta, chuletas con tocineta y al segundo día estaba hospitalizada, totalmente descompensada. Por supuesto, con todas esas dietas locas (disociadas y nada equilibradas) sufría del "síndrome yo-yo", bajaba de peso abruptamente y luego aumentaba el doble de lo que había logrado con tanto sufrimiento.

Así llegué a la universidad, y cuando comencé a estudiar Medicina, adelgacé de forma impresionante y "natural" (sin mayor esfuerzo); sufría de colon irritable, palpitaciones, caída del cabello y angustia, y en principio pensaba que era por la tortura de los exámenes orales o por la locura de pasar la materia de Bioquímica y no morir en el intento. Resultó que no era nada de eso, se trataba de una enfermedad llamada Graves-Basedow que produce hipertiroidismo (te pone la tiroides a millón) y me estaba literalmente "consumiendo".

Finalmente, después de varios años, me tuve que someter a una "tiroidectomía", es decir, me sacaron la tiroides y entonces comencé a sufrir de todo lo contrario. Ahora estaba hipotiroidea y comenzando a ganar peso de forma despiadada (otra vez "gordita"). En ese momento fue sumamente difícil asumir que debía tomar mi medicina para la tiroides diariamente, en ayunas y solo con agua.

Como todo estudiante de Medicina, entre clases, estudios y hospitales, mi alimentación era un desastre.

Confieso que por más de diez años salí de casa sin desayunar, muchas veces ni siquiera almorzaba, no hacía ejercicio y entonces, en la noche, comía como una loca desesperada en mi casa o durante una loca guardia de hospital. Y por supuesto, nunca me faltaba una "chuchería" en el bolsillo de mi bata o de mi traje quirúrgico para no desfallecer en el intento de culminar "viva" cada día, lo que me condujo inevitablemente a sufrir del famoso "síndrome metabólico".

Me costó muchos años entender que debía ser responsable con mi cuerpo, no me quedaba más remedio que tomarme "la fulana pastillita de la tiroides", porque era cuidarme o morirme. Así que dejé de fumar y acepté que debía tomarme una pastilla diaria de por vida para regular mi situación hormonal y mejorar mi calidad de vida.

Cuando quedé embarazada fue otra historia. Tuve tres hijos en tan solo cinco años, entre los 33 y los 38 años (con tan solo un año de por medio entre el primero y el segundo).

Aumenté 20 kilos con el primero, bajé 15 y me quedé con 5. Mi segundo bebé me llevó a aumentar 25 kilos, bajé 20 y me quedé con 10. Y durante mi último embarazo, aumenté 20 kilos más (llegué a pesar 95 kilos en mi último control obstétrico antes de dar a luz). Poco después logré bajar 15 kilos, pero allí me "estanqué" (física y mentalmente).

No fue hasta que mi chiquitico dejó los pañales cuando finalmente me paré frente al espejo y me autoexaminé con mirada crítica. Allí comencé a hacer un ejercicio mental. ¿El resultado? Me di cuenta de que después de dedicar más de 15 años de vida profesional al arte de "esculpir rostros y cuerpos" y lograr adelgazar a muchos de mis pacientes, NO me preocupaba por mí desde que decidí ser mamá. Aunque he tenido "en mi cabeza" todos esos conocimientos médicos nutricionales, no es lo mismo saberse la teoría que llevarla a la práctica. Lo que me ocurrió suele pasarle a muchas mujeres luego de los embarazos.

Las hormonas cumplen su labor y muchas de nosotras, "como mamá gallina", nos avocamos totalmente a nuestros pollitos, olvidándonos de "nosotras mismas". Por lo menos, muchas de mis queridas pacientes han manifestado historias similares a la mía.

En el camino descubrí que tanto la comida como la vida hay que disfrutarlas, y que la mejor manera de verme y sentirme bien y saludable era cambiando completamente mi estilo de vida. Por suerte he tenido el placer de conocer a gente maravillosa que ha formado parte de este gran cambio. Entre ellos, mi querido Pedro Penzini, quien creó conmigo el reto de las 6 semanas (#reto6semanas) en su programa de radio en febrero de 2011. Aquella entrevista que, sin querer queriendo, terminó siendo el principio de este viaje motivacional maravilloso, cuando de forma espontánea Pedro notó que faltaban 6 semanas para las próximas vacaciones y que podría ser un excelente inicio para asumir el cambio que ambos necesitábamos.

Desde entonces trabajamos en nuestro reto de las 6 semanas diciéndole y mostrándole a todos que sí se puede, viviendo aquí y ahora, un día a la vez, asumir una nueva manera de vivir saludables que nos ayudará a vernos bien y a sentirnos bien dentro de nuestra propia piel. En solo 6 semanas notarás cambios increíbles que querrás y podrás mantener por siempre.

Te invito a dejar de lado a todos aquellos que no te valoran y te ponen obstáculos en el camino, ridiculizándote. El cambio comienza desde adentro, con el poder de tu mente. Quiérete, pues si tú no te quieres, ¿quién más te puede querer? ¡Acéptate! ¡Aléjate de la gente tóxica! En cambio, rodéate de personas que te apoyen, anímalos a que asuman este reto para tu salud contigo. Eso hice yo y aún agradezco a mi querida Eva Ekvall, que estoy segura desde el cielo nos bendice, quien ha sido mi mayor motivación al escribir este libro (para que más nunca nadie tenga que vivir las dietas horrendas a las que ella y yo nos llegamos a someter), a Pedro y Titina Penzini (hermanos del alma) y a mi siempre Reina Cynthia Lander por ayudarme a conseguir la motivación y unirse a este gran reto al rescate de nuestra salud y calidad de vida.

Si tienes este libro en tus manos es porque ya el cambio comenzó dentro de ti, sabes que es hora de darte importancia y de cuidar tu cuerpo, que como bien decía Hipócrates, el padre de la medicina, "Es el templo de tu alma", y el único que tendrás toda tu vida. Aquí te dejo mis secretos, todas las herramientas que necesitas, te doy incluso ideas de recetas increíbles para que descubras junto a mí que comer saludable puede ser delicioso y divertido, diversas formas de ejercitarte y hasta tratamientos estéticos que te ayudarán en el camino para alcanzar tu META.

Recuerda que la verdadera belleza comienza dentro de ti. Más allá de la superficie... tú eres un ser humano único e irrepetible. Atrévete a mirarte de nuevo al espejo y a descubrir que eres especial.

El reto nutricional, el reto muscular y el reto terapéutico, junto al poder de tu mente, son las herramientas clave para alcanzar el ÉXITO.

La vida en sí misma ya es un reto. Te garantizo que el éxito lo tienes en tus manos.

Nunca es tarde para comenzar a cuidarte.
Asume tu reto, así de simple.
#SíSePuede
#YoPude
#TúTambiénPuedes
Soy la doctora @KlaraSenior...
y esta es mi historia.

Recetario

Aquí les dejo mis recetas top para iniciar tu reto de las 6 semanas. Yo no soy chef, ni cocinera profesional, estas recetas son recetas básicas para darles ideas de cómo concinar rico, saludable y sobre todo fácil.

A continuación de mis recetas encontrarás también unas ricas recetas de mis colaboradoras que estoy segura te encantarán.

Así que llegó la hora de concinar.

Arepas "repotenciadas"

Siempre recomiendo usar harina de maíz integral en vez de la harina de maíz "tradicional". Si no la tienes a mano, para reducir el índice glicémico (IG) y la velocidad de absorción de la harina de maíz tradicional, atrévete a combinarla con fibra y convierte tu arepa en un alimento nutritivo, delicioso y saludable. Yo te doy las opciones, tú eliges:

Arepas de avena

- ½ taza de harina de maíz integral
- ½ taza de avena en hojuelas tradicional
- 1 a 1 ½ taza de agua
- Sal al gusto

Preparación:

- En un recipiente mezcla la harina de maíz con la avena en hojuelas. En una olla aparte, añade agua y sal y ponla a fuego medio durante un minuto. (Cuando el agua tibia está tibia es más fácil amasar las arepas).
- Vierte poco a poco el agua en el recipiente donde tienes la harina con la avena, y a medida que vayas agregando el agua, ve amasando hasta formar una textura homogénea.
- Deja reposar durante cinco minutos y amasa nuevamente hasta que adquiera una contextura similar a la plastilina.
- Cuando la masa esté lista, forma una pequeña pelota y luego aplástala con las palmas de tus manos hasta darle forma de hamburguesa. La medida ideal es del tamaño de la palma de tu mano y máximo un centímetro de alto.

- Pon la arepa en un sartén antiadherente precalentado a fuego medio. Puedes añadir unas gotas de aceite para evitar que se pegue.

Otras opciones: Además de avena, puedes agregar los siguientes

ingredientes:

- 1 cucharada de afrecho
- 1 a 2 cucharadas de linaza molida
- 1 cucharada de ajonjolí tostado
- 1 cucharada de linaza entera tostada
- 1 cucharada de semillas de chía

Arepas tricolor

- Naranja: con zanahoria rallada o preparada con jugo de zanahoria licuado sin azúcar
- Rojas: con remolacha
- Verdes: con espinacas o cilantro

Arepas con ají dulce y pimentón

- Con pimentón rojo y ají dulce finamente picado, o si lo deseas, puedes pasarlo por el procesador de alimentos.

Nota:
Si quieres guardar las arepas para cocinarlas después, cúbrelas con papel transparente y guárdalas en la nevera.
También puedes congelarlas. Envuélvelas en plástico una a una y ponlas en un envase sellado.

- Si no tienes mucho tiempo en las mañanas, precocina tus arepas en la plancha la noche anterior para que en la mañana solo tengas que calentarlas.

Para el relleno: Que tu imaginación no tenga límites. Utiliza la proteína de tu preferencia:

- pavo
- Pollo desmechado
- Huevo (en cualquiera de sus presentaciones: frito sin aceite, revuelto, en tortillas, poché, etc)
- La reina "pepiada" venezolana: pollo desmechado con aguacate (añade un poco de yogurt griego o descremado para sustituir la mayonesa)
- Atún solo o con tomate y/o cebolla y/o pimentón
- Camarones

Atrévete a añadir los vegetales de tu preferencia y sustituye la margarina por un poquito de mantequilla de aguacate triturado con sal y pimienta o untando el interior de tu arepa con un poco de queso de cabra.

Dip de aguacate y yogurt

Ingredientes:

- ¼ de aguacate
- 1 a 2 cucharadas de yogurt griego o descremado sin edulcorante
- 1 cucharadita de aceite de oliva extravirgen
- 1 cucharada de cebolla finamente picada en cubitos pequeños
- 1 cucharadita del vinagre de tu preferencia (yo uso por lo general vinagre blanco, de arroz o de manzana)
  Sal y pimienta al gusto

Preparación:

- Pon todos los ingredientes en un recipiente, tritura el aguacate y mezcla bien con los demás ingredientes.
- Puedes prepararlo con o sin yogurt.
- Puedes mezclarlo con una lata de atún en agua y servirlo como un dip de atún junto a tallos de apio y de zanahoria o con el vegetal de tu preferencia.

- Puedes desmechar pollo asado sin piel, mezclarlo con el dip de aguacate y yogurt y agregar tomate picado en cuadritos para rellenar tus arepas.

Pancakes

Ingredientes:

- 3 claras de huevo
- 1 huevo entero
- ¼ taza de avena en hojuelas
- ½ banano o un puñado de uvas pasas (opcional)
- ¼ de taza de agua, leche de frutos secos o de leche descremada
- 1 o 2 sobres de edulcorante artificial
- 1 cucharadita de esencia de vainilla
- 1 pizca de sal

Preparación:

- Mezcla todos los ingredientes en la licuadora, bátelos a alta velocidad hasta que la mezcla este homogénea y listo... ¡al sartén!
- Para que los pancakes queden bien, debes tener un buen sartén de teflón, un cucharón y una paleta o espátula de plástico especial para voltearlos y no rayar tu sartén.
- Coloca el sartén a fuego medio y rocíalo con un poco de sustituto de aceite sabor a mantequilla, o en su defecto añade tres gotas de aceite y espárcelas con una servilleta de papel para lubricar el sartén.
- Cuando el sartén esté caliente, vierte la mezcla con el cucharón.
- Espera a que la mezcla se cocine a fuego medio hasta que aparezcan agujeros en la superficie. Este es el momento en el que ya estará lista para voltearla.

Otras opciones de preparación:

- Puedes añadir, en vez de agua, un chorrito de leche descremada baja en calorías, de almendras, de soya o de coco. Si te gustan más suaves y delgados deberás añadir más agua o leche a la mezcla.

- Pancakes de avena con banano: si quieres endulzar tu pancake de forma natural y probar un sabor diferente, puedes añadirle a la mezcla ½ banano maduro justo antes de procesar en la licuadora.
- Pancakes protéicos: si deseas adicionar un poco más de proteína a tu desayuno, puedes añadirle a la mezcla de ½ a 1 scoop de whey protein de vainilla o chocolate, según tu preferencia.
- Pancakes de avena y manzana: añade a la mezcla una manzana y, si lo deseas, adiciona un toque de canela.

Arepa de chócolo light

Ingredientes:

- 1 taza de avena
- ¼ taza de harina de maíz
- 1 huevo entero
- 3 claras de huevo
- 1 lata de maíz escurrida
- 2 o 3 sobres de edulcorante artificial
- Una pizca de sal

Preparación:

- Mezcla todos los ingredientes en la licuadora y fríelos a la plancha como preparaste los pancakes.
- Sustituye el queso de vaca tradicional por dos rebanadas de queso de búfala o, mejor aún, cómelas con pavo, pollo o incluso con lomo de cerdo magro.

Nota:

Esta es una receta para usar durante el plan de mantenimiento o a partir de la cuarta semana, para reponer energía un día de ejercicio intenso o para un domingo especial en casa (no para todos los días).

Huevo frito sin grasa

Sé que a mucha gente le parece imposible freír un huevo sin aceite, pero definitivamente sí es posible. Quedarán deliciosos y te ahorrarás al menos 120 calorías vacías e innecesarias.

Ingredientes:

- 1 huevo entero
- 2 a 3 claras de huevo
- Sustituto de aceite en spray sabor a mantequilla (opcional)
- Sal y pimienta al gusto

Preparación:

- Pon a calentar tu sartén antiadherente, rocíalo con el *spray* de mantequilla y añade un huevo entero y las claras.
- Pon a fuego medio hasta que las claras estén blancas y cocidas.
- Procura que la yema del huevo quede suave para que luego de servirla puedas esparcirla sobre la superficie de tus claras de huevo.
- Añade un poquito de sal y, si lo deseas, un toque de pimienta.

Otras opciones de preparación:

- Huevo frito dentro del pan integral: para hacer un huevo frito dentro de un pan tostado remueve con un cuchillo la masa del centro del pan. Pon el pan a tostar en el sartén antiadherente. Cuando esté doradito vierte un huevo en el hueco del pan como si fuera un molde y déjalo cocinar a fuego medio por dos minutos, dependiendo de la textura que quieras para la yema.
- Huevos fritos en moldes de pimentón: corta una rodaja de pimentón de un centímetro de ancho. Rocía el sartén con el sustituto de aceite, coloca las rodajas de pimentón a dorar un poco de lado y lado. Tal como hicimos en la receta anterior con el pan, usaremos las ruedas de pimentón como molde: vierte un huevo en el centro, déjalo cocinar hasta que el huevo esté listo (a tu gusto). Puedes usar cualquier condimento que gustes para realzar el sabor (pimentón dulce en polvo, orégano o perejil, por ejemplo).

Nota:

Si ya consumiste tus porciones de grasa del día puedes prepararlos igual sin la yema del huevo, condimentando las claras a tu gusto.

¡Usa tu creatividad! ¡Atrévete a inventar!

Tostadas francesas

Ingredientes:

- 2 rebanadas de pan integral
- 2 claras y 1 yema de huevo batidos
- 1 cucharadita de vainilla
- 1 pizca de sal
- ½ cucharadita de edulcorante
- Spray sustituto del aceite
- 6 fresas rebanadas
- Mermelada de fresas o moras light (preferiblemente casera)

Preparación:

- En un recipiente mezcla las claras de huevo con la yema, la vainilla, la sal y el edulcorante de tu preferencia y bate con el tenedor.

- Sumerge el pan en la mezcla para que la absorba bien. Precalienta el sartén a fuego medio, rocíalo con el sustituto de aceite y vierte el pan con la mezcla en el sartén hasta que cuaje por un lado. Deja que dore un poco, dale la vuelta y sirve.
- Puedes consumirlas solas o con fresas rebanadas y una cucharada de mermelada de fresa sin azúcar.

Huevos camperos al horno

Ingredientes:

- 2 a 4 claras de huevo
- 1 yema
- 1 lonchas de jamón serrano
- 2 cucharadas de cebolla picada
- 2 gajos de queso semicurado
- 4 tomates cherry partidos por la mitad

Preparación:

- Precalienta el horno a 350°. En un recipiente de barro o de vidrio añade la cebolla, los tomates cherry, el queso y la lonja de jamón serrano picada.
- Añade de 2 a 4 claras y 1 yema.
- Pon el recipiente en el horno durante 15 minutos.

Crema de vegetales

Ingredientes:

- 2 calabacines (zuccini)
- 2 tazas de agua o consomé de carne o de pollo natural desgrasado. (no de cubitos)
- ½ cebolla
- 1 cucharadita de cilantro picado
- 1 Cucharadita de perejil picado
- 1 ajo machacado
- Sal y pimienta

Preparación:

- Mezcla el calabacín con el consomé y los demás ingredientes en una olla y ponla a hervir a fuego medio.
- Cuando el calabacín este blandito, licúa la mezcla hasta que quede bien homogénea.
- Lleva esta mezcla a hervir y déjala cocinando por cinco minutos más.

Consomé de carne

Ingredientes:

- 1 kg de carne desmechada (sin grasa)
- 3 litros de agua
- 1 cebolla grande picada
- 1 pimentón picado
- 2 dientes de ajo machacados
- Sal y pimienta al gusto
- 1 ramita de cilantro y 1 de perejil
- 1 zanahoria en ruedas

Preparación:

- Cocina los ingredientes, excepto la zanahoria, en una olla durante una hora. Luego agrega la zanahoria y cocina por media hora más.
- Retirar la carne desmechada. Cuela el caldo y guárdalo en la nevera hasta que se forme una capa encima, es decir, la grasa que deberás retirar cuidadosamente con una cuchara.
- Guarda el caldo en el congelador.

Chips al horno

Esta receta puedes hacerla para acompañar tus comidas o como un snack saludable para comer a media mañana acompañado de alguna proteína.

Preparación:

- Con ayuda de una mandolina (instrumento para cortar finamente), de un cortador especial, o un cuchillo bien afilado, corta finas lonjas de plátano.
- Pásalas por agua con sal al gusto, escúrrelas y ponlas en el horno en una bandeja preferiblemente tipo rejilla o con huequitos especiales para que queden crujientes.
- Hornea durante 25 minutos a 300 o 350°.

Frittata de atún o pollo

Ingredientes:

- 1 lata de atún en aceite (si es de oliva, mucho mejor) o una taza de pollo desmechado previamente cocinado a la plancha, al horno, o hervido)
- 3 claras de huevo
- 1 yema de huevo
- ¼ de cebolla picada en julianas o cuadritos
- 3 cucharadas de perejil fresco picado finamente
- Sal y pimienta al gusto

Preparación:

- Escurre el aceite del atún con ayuda de una cuchara.
- Reserva una cucharada para sofreír la cebolla y el resto de los vegetales que vayas a añadir a la frittata.
- Mezcla durante cinco minutos a fuego medio, revolviendo con frecuencia hasta que veas que la cebolla y el resto de los vegetales estén tiernos o dormidos.
- Agrega el atún escurrido y desmenuzado y mézclalo bien en el sartén con los vegetales.
- Bate aparte los huevos junto con el perejil, la sal y la pimienta, y vierte la mezcla en el sartén sobre el atún con vegetales.
- Fríe la frittata hasta que quede dorada por ambos lados.

Tartar de atún

Ingredientes:

- 200 grs de atún
- ½ cebolla pequeña
- 1 rama de cebollín
- 1 limón
- 2 cucharadas de salsa soya
- 1 cucharadita de aceite de oliva
- Jengibre fresco al gusto
- Sal y pimienta al gusto
- Wasabi (opcional)

- ¼ de aguacate
- 1 cucharadita de semillas de sésamo (ajonjolí) tostadas

Preparación:

- Cortar el atún en cuadritos de aproximadamente un centímetro y la cebolla en julianas muy finas.
- En un recipiente prepara una mezcla para marinar el atún con la salsa de soya, un poquito de jengibre rallado (al gusto), la cucharadita de aceite de oliva y un toque de wasabi.
- Mezcla todos los ingredientes y agrega el atún con la cebolla. Tápalo y déjalo en la nevera durante media hora.
- Corta el aguacate en cuadritos y mézclalo en un recipiente con el jugo del limón y un toque de sal y pimienta.
- Añade primero una capa del atún marinado en la base y presiónalo con una cuchara para que quede compacto.
  Agrega una capa de aguacate, otra capa de atún y vuelve a presionar con cuidado para que no queden huecos.
- Finalmente añade un poco de cebollín y sésamo.

Pollo al romero

Ingredientes:

- 1 pollo sin piel y picado a tu gusto
- 2 cucharadas de romero
- 2 dientes de ajo machacado
- 2 cucharadas de salsa de soya
  Sal y pimienta al gusto

Preparación:

- Precalienta el horno a 350
- Aliña el pollo con limón, romero, ajo machacado y la salsa de soya.
- Colócalo en una bandeja refractaria, cúbrelo con papel aluminio y déjalo reposar un rato antes de meterlo en el horno.
- Hornéalo durante aproximadamente una hora; luego destápalo y déjalo en el horno unos 20 minutos más para que se dore.

Salsa pesto

Ingredientes:

- ½ aguacate
- 6 hojas de albahaca
- 2 dientes de ajo
- 1 cucharadas de perejil fresco picado
- 1 cucharada de aceite de oliva
- Sal y pimienta al gusto

Preparación:

- Mezcla los ingredientes en la licuadora.

Papas rellenas con yogurt griego

Ingredientes:

- 1 papa mediana
- 2 cucharadas de yogurt griego o descremado natural (sin edulcorante)
- 1 cucharada de cebollín picadito
- Jugo de ½ limón (opcional)
- Sal y pimienta al gusto

Utensilios: Papel aluminio.

Preparación:

- Lava muy bien la papa y con un cuchillo hazle un corte en forma de cruz en la superficie.
- Envuelve la papa en papel aluminio y colócala en el horno durante 45 minutos.
- Para el relleno, mezcla en un recipiente el yogurt con el jugo de limón, el cebollín, sal y pimienta al gusto.
- Baña la papa con la crema de yogurt justo antes de servir.

Ratatouille

Ingredientes:

- 2 calabacines
- 1 berenjena
- 1 cebolla mediana
- ½ pimentón verde
- ½ pimentón rojo
- 1 tomate grande (sin piel; sumergirlo en el agua hirviendo y dejarlo unos minutos para remover la piel fácilmente)
- 1 diente de ajo
- 1 ají dulce
- Tomillo, laurel y orégano al gusto

Preparación:

- Corta las berenjenas, los calabacines, el tomate y el pimentón en finas rodajas; pela la cebolla, córtala en julianas y machaca el ajo.
- Toma una bandeja de vidrio, engrásala con unas gotas de aceite de oliva y coloca las verduras en capas.
- Salpimenta al gusto y ponlo en el horno a 250º durante unos 20 o 25 minutos.

Carne molida

Ingredientes

- ½ kilo de carne molida de ganso o pulpa negra (bien limpias, sin grasa)
- 1 pimentón picado
- 1 cebolla picada
- 2 ramas de cebollín picado
- 1 ajo picado
- 1 lata de 250 grs de tomates pelados (o unos 4 tomates "naturales" pelados y picados)
- 2 ajíes dulces
- Sal y pimienta al gusto
- 1 taza de agua
- 1 ají picante (opcional)

- 2 cucharadas de pasta de tomate (opcional)
- 10 aceitunas rellenas de pimentón (opcional)

Preparación:

- En una olla mediana añade todos los ingredientes y ponlos en la estufa a fuego alto, revolviendo constantemente.
- Deja hervir durante 15 minutos, luego tapa y deja cocinar unos 40 minutos a fuego bajo.

Pimentones rellenos

Ingredientes:

- 6 pimentones
- Carne molida #reto6semanas (también puede ser pollo)

Preparación:

- Corta la tapa del pimentón y límpialo eliminando todas las "pepitas", de manera que parezca una especie de recipiente. Rellena los pimentones con la carne molida y colócalos en una refractaria en el horno precalentado a 350°
- Déjalos cocinar por unos 20 o 30 minutos y listo, esta es una excelente cena. O si es para el almuerzo, combínalo con el carbohidrato de tu preferencia.
- Puedes comerte hasta dos pimentones rellenos en una comida.
- Pasados los primeros 15 días de tu #reto6semanas puedesagregarles una cucharadita de queso parmesa no o mozzarella rallado antes de introducirlos en el horno para gratinarlos.

Berenjenas o calabacines rellenos

Ingredientes:

- 3 calabacines grandes
- 3 cucharadas de yogurt griego o descremado natural (con o sin edulcorante)
- 3 cucharaditas de queso de cabra natural o mozzarella baja en grasa o ricotta de búfala

Preparación:

- Pela y corta los calabacines por la mitad, retírales la pulpa cuidadosamente y mézclala con la carne molida #reto6semanas.
- Pon los calabacines rellenos sobre una bandeja de vidrio y coloca sobre ellos el yogurt griego previamente mezclado con el queso.
- Pon los calabacines rellenos en el horno precalentado a 450° y déjalos durante 20 minutos.

Vinagreta básica

Ingredientes:

- ½ taza de vinagre de manzana
- 1 cucharadita de aceite de oliva
- Sal y pimienta al gusto

Preparación:

- Mezcla todos los ingredientes y guarda en un frasco de vidrio en la nevera para aderezar las ensaladas.

Aderezo de yogurt

Ingredientes:

- 2 cucharadas de yogurt griego
- 1 cucharadita de mostaza
- Una pizca de nuez moscada (opcional).
- 1 cucharadita de vinagre balsámico (opcional).
- Sal y pimienta al gusto.

Preparación:

- Mezclar todo muy bien en un recipiente o taza de vidrio.

Aderezo light para sándwich

Ingredientes:

- 1 yogurt griego o natural descremado
- 1 diente de ajo machacado
- ¼ taza de cebollín picado
- ¼ taza de ajo picado
- 2 cucharadas de salsa de tomate
- 1 cucharada de vinagre de manzana, de arroz o balsámico
- Sal y pimienta al gusto

Preparación:

- Mezcla los ingredientes y guárdalos en la nevera para untar el pan de sándwich de tus desayunos o para añadir a la ensalada.

Aderezo de yogurt light

Ingredientes:

- 1 cebollín fresco
- Yogurt natural sin azúcar
- 1 cucharadita de salsa de soya

Preparación:

- Corta el cebollín en rueditas, añade el yogurt y la salsa de soya.

Ensalada refrescante de pepinos con tomate

Ingredientes:

- 1 pepino pelado y cortado en cuadritos
- 2 tomates cortados en cuadritos
- 2 cucharadas de vinagre de arroz o de manzana
- ½ sobre el edulcorante de tu preferencia
- Sal y pimienta al gusto

Preparación:

- Poner el pepino y el tomate cortado en cuadritos en un bowl o plato hondo y rociarlo con una vinagreta preparada en una taza mezclando el vinagre, el edulcorante, la sal y pimienta al gusto.

Nota:

Luego de los primeros 15 días de tu #reto6semanas puedes añadirle una cucharada de queso de cabra esparcido sobre la ensalada.

Ensalada griega

Ingredientes:

- 1 pepino
- 2 tomates perita
- 2 cucharadas de yogurt griego descremado
- 1 cucharada de vinagre de arroz o de manzana
- 1 sobre de Splenda o edulcorante de tu preferencia
- Sal y pal gusto

Cebolla finamente picada (opcional)

Preparación:

- Cortar el pepino y el tomate en cuadritos, salpimentar al gusto. Si deseas un sabor más intenso, agregar un poco de cebolla rallada o finamente picada.
- Añadir el yogurt griego, rociar con el sobre de edulcorante y revolver con una cuchara para unir bien todos los ingredientes Es una ensalada de rápida preparación, muy refrescante para el almuerzo o cena.

Ensalada de queso azul

Ingredientes:

- 6 hojas de lechuga criolla bien lavadas
- 2 cucharadas de queso azul rallado
- 1 puño de nueces horneadas doradas (o del fruto seco de tu preferencia)
- ½ manzana cortada en cubos

Preparación:

- Mezcla bien todos los ingredientes y coloca el aderezo de tu preferencia.

Tomates rellenos de atún

Ingredientes:

- 4 tomates
- 1 lata grande de atún en agua
- 1 cebollín picado
- 4 cucharadas de yogurt griego o descremado *light* (con o sin edulcorante)
- 2 cucharadas de salsa de tomate
- Sal y pimienta al gusto
- 1 cucharadita de mostaza (opcional)

Preparación:

- Mezcla los ingredientes con el atún. Corta la "tapa" a cada tomate y sácale la pulpa y las semillas cuidadosamente con la ayuda de una cuchara. Rellena luego cada tomate con el atún preparado.

Champiñones al ajillo

Ingredientes:

- ½ kilo de champiñones
- 10 dientes de ajo machacados
- 1 cebolla rallada
- Perejil picadito
- Sal y pimienta al gusto

Preparación:

- Rociar un sarten o una olla de teflón con sustituto de aceite (PAM) sabor a mantequilla o de aceite de oliva, y colocar todos los ingredientes juntos tapados a fuego lento hasta que se cocinen bien los champiñones. Ideales para "picar" en una reunión o para usar de base para preparar un pollo con champiñones.

Pollo al horno

Ingredientes:

- 1 pollo entero picado en cuatro sin piel
- 2 limones para lavar el pollo
- 8 dientes de ajo machacados o 2 cucharadas de pasta de ajo.
- Sal y pimienta al gusto
- ½ taza de jugo de naranja natural diluido en ½ de agua
- 1 copa de vino blanco (opcional)

Preparación:

- Precalienta el horno a 350°. Lava el pollo con limón, enjuágalo y escúrrelo. Ponlo en una bandeja cubierta con papel aluminio durante 30 minutos.
- Luego retira el papel aluminio para que el pollo se dore un poco.
- Puedes añadir jugo de naranja natural endulzado con edulcorante y/o 1 copa de vino blanco.

Pollo guisado con champiñones

Ingredientes:

- 1 pollo picado en 4 u 8 pedazos sin piel
- 2 zanahorias cortadas en rueditas o cuadritos
- 100 gramos de champiñones
- 1 cebolla cortada en cuadritos o rallada
- 1 ajo machacado
- 1 taza de agua
- 1 copa de vino tipo moscatel
- Sal y pimienta al gusto

Preparación:

- Aliña el pollo con la cebolla rallada, el ajo, la sal y la pimienta. Saca el pollo del aliño, escúrrelo y ponlo a dorar en un sartén de teflón a fuego medio-alto. Luego esparce sobre el pollo el aliño reservado y coloca las zanahorias y los champiñones.
  Añade el agua y el vino. Tápalo y déjalo cocinar a fuego lento durante media hora.

Brochetas de lomito a la parrilla

Ingredientes:

- ½ kg de lomito picado en cuadros
- 2 cebollas cortadas en trozos
- 2 pimentones cortados en cuadros
  Sal y pimienta

Preparación:

- Sazona el lomito con la cebolla y el pimentón. Luego añade a un pincho de madera un trozo de pimentón, uno de cebolla y uno de carne. Luego coloca los pinchos en la parrilla o al horno precalentado a 450° unos 15 o 20 minutos dependiendo del término como te guste la carne.

Pizza de berenjenas

(para después de los primeros 15 días de tu #reto6semanas)

Ingredientes:

- 2 berenjenas
- Queso mozarella bajo en grasa rallado
- 1 cebolla
- 2 tomates
- Albahaca, orégano y hojas de laurel al gusto
- Sal y pimienta al gusto

Preparación:

- Pelar y cortar las berenjenas transversalmente. Ponlas en un sartén de teflón y cocínalas hasta que queden tostaditas.
- Prepara una salsa de tomate natural: pon los tomates a hervir hasta que se les cuartee la piel, sácalos del agua y pásalos brevemente por agua fría (para que no te quemes los dedos al pelarlos); sácales la piel, pícalos y luego colócalos en una ollita junto con la cebolla picada en cuadritos o pasada por el procesador. Añade orégano, albahaca y, si lo deseas, 1 o 2 hojitas de laurel, sal y pimienta al gusto.
- Pon las berenjenas en una bandeja y sobre cada "hoja de berenjena tostada" añade 1 o 2 cucharadas de la salsa de tomate y rocíalas con el queso mozarella rallado. Si lo deseas, añade otro poquito de la salsa por encima del queso y llévalas al horno precalentado a 450° por unos 20 minutos.

Ceviche de Pescado o de Salmón

Ingredientes:

- 150 gramos de pescado blanco fresco en filetes (merluza, lenguado, corvina o salmón)
- 1 rama de cilantro
- 1/3 cebolla morada
- 1/3 de pimentón rojo
- 1 Ají dulce
- 6 limones
- 1 cucharadita de aceite de oliva
- Sal y Pimienta

Preparación:

Con ayuda de un cuchillo cortar el pescado o salmón previamente lavado con limón y escurrido en cuadritos y colocarlo en un recipiente (preferiblemente de vidrio). Por otro lado cortamos la cebolla, el pimentón rojo y el ají dulce en julianas finas o en cuadritos chiquitos. Picar finamente la ramita de cilantro.

Mezclar todo en el recipiente junto al pescado, colocar sal y pimienta al gusto y luego cubrir con el jugo de limón. Dejar macerando 1 hora en la nevera y listo para comer.

Esta receta es para una persona, si tienes invitados solo suma porciones (ingredientes adicionales).

Como verás, esta es una de las recetas más fáciles y rápidas de hacer. Puedes comerlo en la cena así solo o acompañado de una ensalada o o de vegetales. Y si vas a comerlo en el almuerzo adicionalmente pudieras ponerle un contorno adicional de chips de yuca, de plátano verde y/o de zanahoria al horno (1 taza). O colocarle dentro a la preparación en el momento de servirlo un puño de maíz tostado.

Variantes en la preparación del Ceviche:

- Si te parece muy fuerte el sabor del limón coloca un poco de agua de malojillo para rebajarlo a tu gusto.

- Si te gusta un toque dulzón y diferente puedes colocarle ½ taza de mango picada en cuadritos.

Ceviche de Salmón en Salsa de Parchita:

Es exactamente la misma receta anterior, solo que luego de lavar bien el salmón con limón, en vez de cubrirlo con jugo de limón, lo cubres con jugo de parchita preparado a tu gusto con el edulcorante granulado de tu preferencia.

Cotufas (Palomitas de Maíz) Saludables

- ¼ taza de maíz natural
- Sal al gusto
- Bolsa de papel (como las de panadería)

Coloca el maíz dentro de una bolsa de papel típica de las de pan de panadería (que no tenga plástico por ningún lado). Una vez colocado el maíz dentro de la bolsa, dobla el extremo abierto y colocala dentro del microondas por 2 minutos y medio o dale al botón de "pop corns" en tu microondas.

Al terminar de explotar las cotufas en el microondas déjalas reposar 1 minuto sin abrir el microondas para que se disipe un poco el calor y evitar quemarte al abrirlas.

Y listo para instalarte a ver una buena película. Recuerda que las cotufas de microondas que venden preempacadas están cargadas de aceite (grasas saturadas, trans) y muchas veces mantequilla, así que no es mala idea preparar tus propias cotufas de forma más natural y llevártelas al cine (además ahorraras dinerio).

Mouse de Parchita Ultraligth #Reto6Semanas

- 4 claras de huevo
- 8 cucharadas de edulcorante artificial granulado (splenda o stevia)
- ¼ cucharadita de ralladura de limón

- 1 pisca de sal
- 1 cucharadita de esencia de vainilla
- 1 sobre de gelatina sin sabor
- ½ Taza de agua
- ½ Taza de jugo de parchita natural bien concentrado o pulpa de parchita concentrada (sin azúcar)

Preparación:

Disuelve previamente el sobre de gelatina sin sabor en ½ taza de agua. Muévelo suavemente con una cucharita hasta que la gelatina quede totalmente disuelta. Calienta en el microondas 1 minuto la otra media taza del jugo de parchita (o hasta que este bien caliente) y luego lo viertes en la taza del jugo de parchita en el que disolviste la gelatina, le colocas 4 cucharadas del edulcorante artificial, mezclas bien con una cucharilla y lo metes mientras tanto en congelador para que se enfríe rápido (sin que esperar que este sólido).

En un recipiente hondo de vidrio coloca las 4 claras, pones la pisca de sal y las bates a punto de nieve, colocas la ralladura de limón, las 4 cucharadas restantes del edulcorante artificial elegido, la cucharadita de vainilla y sigues batiendo de modo que las claras batidas a punto de nieve tengan una consistencia firme.

Luego saca la mezcla de parchita con gelatina del congelador y vela agregando progresivamente (poco a poco) a las claras batidas mezclándolas con una paleta de plástico con movimientos envolventes. (al mezclar no batas duro, ni rápido, ni con la batidora porque se te "desinflan" las claras.

Cuando la mezcla tenga un color amarillo más o menos uniforme, viértela bien en un molde grande o en moldes individuales (monodosis). Llévalo a la nevera por al menos 2 horas y vualá. Tendrás tu super mouse de parchita ultraligth, super rico y saludable y lo mejor full proteínas y muy bajo en calorías.

Al momento de servirlo puedes decorarlo con una fresa o mejor aun, picas unas 4 fresas naturales previamente lavadas y comes tu mouse de parchita/maracuyá con fresas es más que apasionante #pasionfruit #fresas #lomaximo

Es apto para @tu_reto6semanas , para diabéticos, para celíacos, no tiene leche, ni crema de leche, así que también es excelente para pacientes intolerantes a la lactosa y cuando lo pruebas te das cuenta que ni la crema de leche, ni la leche condensada eran necesarias para que quedara sabroso.

Nutella Ligth

- 1 taza de avellanas tostadas.
- 4 cucharadas llenas de cacao en polvo, sin azúcar
- 4 a 6 sobres de edulcorante
- Una pisca de sal

Coloca las avellanas en una bandeja y tuéstalas en el horno por unos 10 minutos a 300ºC. Luego al sacarlas del horno la concha será fácilmente desprendible frotándolas dentro de un paño limpio. Luego colócalas en el procesador de alimentos y ten paciencia, iras viendo cómo se va formando primero una harina y luego una pasta espesa, mientras más la mezcles en el procesador más suave y homogénea te quedara la mezcla, Luego adiciona el resto de los ingredientes y mézclalos en el procesador por un rato más.

Yo prefiero no adicionarle nada de grasa pues las avellanas tienen su grasita natural y así evitamos sobrecargar nuestra nutella ligth de calorías innecesarias. Pero si vez que no te queda tan cremosa puedes adicionarle 1 cucharadita o 2 de aceite de oliva o de coco, o incluso más recomendable es colocarle 1 o 2 cucharadas de leche de almendras para suavizar la mezcla (siempre batiéndola mucho en el procesador) También puedes hacerla en la licuadora pero toma en cuenta que dependiendo de la potencia se puede tardar un poco más en estar lista. Guárdala en la nevera en un recipiente bien cerrado y te puede durar hasta 2 semanas.

Me gusta comerla para "matar antojos" con fresas frescas o con alguna fruta como melón o duraznos. Tú eliges.

También en ocasiones la puedes untar en el pan del desayuno dominguero.

No te excedas en la cantidad que comes. 1 cucharada o máximo 2 de vez en cuando no te hará daño, pero si te la comes toda de una sola vez de seguro obstaculizará tu pérdida de peso. Recuerda que "Light" en este caso es que tiene menos calorías, no que no tiene calorías o que adelgazarás solo por comértela.

Jugo de fresas naturales

Ingredientes:

- 1 tazas de fresas
- Edulcorante al gusto
- 2 tazas de agua
- Hielo

Preparación:

- Mezcla todos los ingredientes en la licuadora con el hielo para que quede "frappé". Puedes agregarle un chorrito de limón.

Chocolate caliente

Ingredientes:

- 1 taza de leche de almendras (o descremada)
- 1 cucharadita de cacao en polvo para taza sin azúcar
- ½ a 1 sobre del edulcorante de tu preferencia

Preparación:

- Calienta durante treinta segundos la leche de almendras en el microondas, adiciona el cacao en polvo y el edulcorante, bate con batidora de mano y listo.

- Siempre prefiero la leche de almendras, de soya o de arroz a la leche de vaca (aunque sea descremada) por su potencial alergénico y por la intolerancia digestiva que provoca en muchas personas.

Mousse de chocoavellanas

Ingredientes:

- 100 gr avellanas peladas
- ¾ taza de leche de almendras o descremada
- 1 cucharada de gelatina sin sabor
- 6 cucharadas de cacao en polvo sin azúcar
- 4 claras de huevo batidas
- 1 cucharadita de esencia de vainilla

Preparación:

- Tostar las avellanas en el horno a 350º por 10 minutos. Al sacarlas del horno, frotarlas entre sí para que suelten la concha. Pasar inmediatamente al procesador de alimentos por 5 minutos.
- En una ollita, colocar la leche y calentarla sin dejarla hervir con la cucharada de gelatina sin sabor. Mezclar bien y luego agregarla a la pasta de almendras en el procesador. Mezclar bien por 2 minutos y reservar.
- Batir las 4 claras a punto de nieve, agregar el cremor tártaro, la vainilla y poco a poco mientras se sigue batiendo ir agregando el edulcorante cucharada por cucharada (igual que como cuando se prepara un suspiro).
- Posteriormente, con una paleta o cuchara de plástico ir agregando a las claras la mezcla reservada de chocoavellanas, mezclar suavemente de forma manual (no con batidora) con movimientos envolventes hasta que toda la mezcla quede de un color uniforme.
- Servir en envases de vidrio y llevar a la nevera por al menos 2 horas y ¡LISTO!

El secreto: "Todo con moderación".

"Si tienes algunas otras ideas acerca de cómo prepararlas y combinarlas compártelas conmigo a través de mis redes sociales: @Tu_reto6semanas y @KlaraSenior en Instagram, Twitter y a través de Facebook El reto de las 6 semanas"   .

Club Sandwich #Reto6semanas

Ingredientes:

- 2 rebanadas pan integral bajo en calorías (tipo Bimbo Diet)
- 3 Lonjas de jamón de Pavo 98%
- 1 Huevo entero frito en sartén antiadherente pequeño sin grasa(usar sustituto tipo Spray PAM sabor a mantequilla)
- Tomate, lechuga, Alfalfa, pepinillos.
- Salsa Rosada #reto6semanas: 1 cucharada de yogurt *light* + 1 Cucharada de salsa de tomate)
- Mostaza a tu gusto

Preparación:

Tostar el pan al gusto. Freír el huevo en el sartén antiadherente con un toque de sal. Preferiblemente deja que la yema no se ponga dura para que te sirva para darle la sensación de salsa. Al terminar de freír el huevo, colocarlo con el lado de la yema sobre el pan y luego ir agregando el pavo y el resto de los ingredientes. Si lo deseas coloca tu toque de pimienta al gusto y los vegetales y salsa baja en calorías de tu preferencia.

Aquí te recomendé la típica salsa rosada y mostaza, pero puedes elegir entre las diferentes salsas que te propongo en base de yogurt más adelante, o si prefieres puedes colocarle solo mostaza y o salsa de tomate. Es cuestión de gustos.

Las Recetas 100% Chic de Titina Penzini

@titinapenzini

Titina Penzini fue una de las primeras pacientes en asumir EL RETO DE LAS 6 SEMANAS, un testimonio fiel de que estamos hablando de un método que realmente funciona.

Titina es una exitosa mujer diseñadora, locutora, escritora, ilustradora y DJ además de creadora del concepto 100% Chic, motivando a todos los venezolanos a lucir impecables estilos y cuidar su físico para disfrutar de la vida de forma digna y saludable. Además de ser una de las bloqueras e influencer en el medio de las redes sociales a nivel mundial, por lo cual me siento engalanada con su presencia como colaboradora de mi libro.

Una de mis mejores pacientes, que descubrió definitivamente una nueva forma de ser saludable y de incorporar el reto de las 6 semanas como su estilo de vida.

Porque definitivamente ¡Ser saludable es 100% Chic!

Lumpias 100% Chic

Normalmente las clásicas lumpias chinas se fríen en aceite. Esto para mí es un verdadero ¡HORROR! Yo prefiero las "lumpias thai" o vietnamitas que se preparan con láminas de arroz y se rellenan con vegetales.

No pretendo darte "recetas" sino ideas fáciles y practicas para que aumentes tu creatividad a la hora de cocinar o si te llega un comensal inesperadamente a tu casa quedes de lujo.

Solo necesitas tener a mano: láminas de arroz, zanahorias, hongos, frijolitos chinos, cebollin, salsa de soya 9si es baja en sodio mucho mejor).

Se remojan las lámina de arroz para poder moldearlas a la hora de enrollar la lumpia y se rellena con zanahoria picada en Juliana muy finitas, con hongos y frijoles chinos previamente cocinados en un poquito de agua con una cucharadita de aceite de oliva, salsa de soya y cebollín también picado a lo largo finito. Le puedes poner un pedacito de aguacate . Las enrollas como un niñito chiquito.

Incluso les puedes poner pollo, camarones y/o langostinos picados a lo largo y cocinados con los hongos , frijoles chinos. También puedes colocarles un toque de lechuga fresca al enrollarlas. Mi salsa favorita para acompañar estas deliciosas lumpias es: soya, splenda, ajonjolí, un toque de mostaza y trocitos pequeñitos de cebollín.

Un plato que te sirve bien sea para una merienda o para acompañar cualquier almuerzo o cena. Si los pruebas acompañando la próxima receta te van a encantar.

Pinchos de pollo al curry

Marinar 1 kilo de tiritas de pollo en una mezcla de 1 taza de yogurt natural (preferiblemente griego o descremado Light), la ralladura de un limón y una cucharadita de curry en polvo. Dejar bien tapadas en un recipiente de vidrio esperar al menos 1 hora en la nevera. Luego montar las tiritas (tenders) de pollo en palitos de madera.

Poner a la parrilla o a la sartén de teflón hasta que estén bien cocidas y acompañar de una rica ensalada.

Rollitos de pavo y ricotta

- Ricotta de búfala o de cabra
- Albahaca picadita
- Tomate picadito
- Jamón de pavo rebanado 98% libre de grasa

Mezclar la ricotta con la albahaca picadita y el tomate en

Horario de comidas para las primeras dos semanas

	Hora	1º alimento	2º alimento	3º alimento	Frutas
Comida 1 Desayuno	7:00 am	Proteínas	Carbohidratos complejos	Vegetales o ensalada	– – – – – –
Comida 2 Merienda am	10:00 am	Proteínas	– – – – – –	Vegetales o ensalada	1 Porción
Comida 3 Almuerzo	1:00 pm	Proteínas	Carbohidratos complejos (opcional)	Vegetales o ensalada	– – – – – –
Comida 4 Merienda pm	4:00 pm	Proteínas	– – – – – –	Vegetales o ensalada	– – – – – –
Comida 5 Cena	7:00 pm	Proteínas	– – – – – –	Vegetales o ensalada	– – – – – –
Comida 6 2º Merienda pm	10:00 pm (opcional)	Proteínas	– – – – – –	Vegetales o ensalada	– – – – – –

Como puedes observar, no estoy incluyendo las grasas indicadas dentro de la combinación sugerida de alimentos a lo largo del día. Así que tienes la libertad de elegir el momento del día en que prefieres comerlas.

Llegando a la META. Las últimas 2 semanas del reto

Este es el horario de comidas que te sugiero para las dos últimas semanas de tu RETO:

- 1 cucharadita de aceite de oliva
- Sal marina y pimienta al gusto

Pelar el calabacin y sancocharlo en agua durante 10 min. Escurrirlo muy bien y licuarlo con un poquito de aceite de oliva, sal, pimienta y un chorrito de jugo de limón para emulsionar bien la salsa.

Corte los calamares en tiras verticales finas y asarlos en una sarten de teflon con un mínimo de aceite de oliva durante 3 a 4 min sin que se tuesten. Agregue la salsa, las alcaparras, las aceitunas, los tomates cortados en cuadritos, sal y pimienta al sarten. Dejar cocinar por unos 5 minutos más a fuego lento y servir caliente con la albahaca de adorno.

Hervido de pollo Chic con legumbres
(6 personas)

Esta es una receta muy reconfortante.

- 1 pollo cortado en 12 pedazos sin piel
- 3 zanahorias cortadas en cuadraditos
- 2 ajoporros cortados
- 2 cebollas picadas
- 2 clavos de olor
- 1 ramita de canela
- 2 hojas de laurel
  Sal y pimienta al gusto.

Lavar y pelar las legumbres. Colocar los trozos de pollo y las legumbres en una olla grande con agua. Cuando este hirviendo colocar las cebollas picadas con los clavitos de olor. Hervir durante unos 30 min tapado luego bajar el fuego y dejar unos 30 min más y listo.

Pollo al estragón
(4 personas)

- 4 pechugas de pollo cortadas en cuadritos
- Estragón fresco
- Yogurt natural
- Pimienta y sal al gusto
- 1 cucharadita de aceite de oliva

Marine el pollo en yogurt durante al menos una hora para que se vuelva tierno.

Ponga a dorar el pollo escurrido del yogurt y reservelo para la salsa en un sarten de teflón con un minimo de aceite de oliva cuando esté bien dorado agregar las hojas de estragón frescas, remover 2 min y agregar el yogurt que tiene reservado, en vuelva bien cada trozo y sirva acompañado de una rica ensalada o de unas legumbres.

Papillottes de salmón y de Ajoporros
(6 personas)

Esta es una receta para un dia especial!

- 6 churrascos de salmon de 200 grs cada uno,
- 6 ajoporros,
- 1 cucharadita de aceite de oliva,
- ½ taza de leche de coco light
- 2 cucharadas de Curry.

Lave y corte los ajoporros en finas rebanaditas, sofreirlos con muy poco aceite en una sartén de teflón. Añada el curry y salpimiente agregue la leche de coco light.

Corte 6 pedazos de papel de aluminio en cuadrados. En el fondo de cada uno ponga una porción de ajoporros en leche de coco, luego disponga cada churrasco de salmón por encima. Cierre las papillottes. Métalas en el horno durante 8 a 12 min dependiendo de como le guste la cocción del pescado. Las papillotes se llevan en su envoltorio de papel de aluminio a la mesa y cada persona las abre al momento de servir!

Esta receta se puede realizar con cualquier tipo de pescado, incluso si no consigue la leche de coco light puede omitirla.

Carpaccio de Patilla
(6 personas)

1/2 patilla pequeña,250 grs de queso de cabra, aceite de oliva, sal marina, pimienta de molino, el jugo de un limón, una ramita de albahaca.

Cortar la patilla en finas rebanadas y disponerlas en 6 platos. Desmoronar el queso de cabra y repartirlo en cada uno de ellos sobre la patilla y rociarlos con el jugo de limón y aceite de oliva. Agregar un poquito de sal marina y pimienta recien molida y colocar unas hojitas de albahaca en cada centro. Servir!

Esta receta puede realizarse tambien con melón y se le puede agregar rúcula si se desea.

Pinchos caprese

- 24 bocconcinis
- 24 tomaticos cherry
- Hojitas de albahaca.

Cortar los tomaticos cherry en mitades, deshojar la albahaca, eliminar el agua de los bocconcinis y colocar en un plato. Armar los pinchos intercalando tomatico cherry, albahaca, un bocconcini. Albahaca, tomatico cherry e irlos colocando en un plato grande de servir. Espolvorear con sal marina y pimienta recién molida servir con un poquito de aceite de oliva para quienesquieran.

A estas brochetas se les puede añadir prosciutto o jamon de pavo y pueden ser un almuerzo light y chic a la vez!

Filetes de robalo al Filetto
(6 personas)

- 6 filetes de róbalo
- 1 cebolla
- 3 tomates sin semillas cortados a lo largo
- Albahaca al gusto

Se coloca la cebolla cortada en tiritas en el sartén de teflón con un chorrito mínimo de aceite de oliva y un poquito de agua para humedecerlas. Cuando estén transparentes se agregan los tomates en tiritas y se dejan cocinar si desea añada una cucharada de pasta de tomate. Cuando tenga una consistencia espesa, salpimentar al gusto y coloque los filetes de róbalo encima de la salsa, déjelos cocinar por 4 minutos y voltéelos y déjelos 4 minutos mas.

Sirva cada porcion en los platos hondos y luego adornelos con la albahaca fresca.

Si desea esta receta puede llevar aceitunas negras o estilo kalamata. Sirva este plato con una buena ensalada fresca!

Tomates a La Provenzal!
(6 personas)

- 6 tomates perita maduros
- Tomillo fresco
- Sal marina
- Pimienta negra recién molida al gusto.

Cortar los tomates en forma transversal. Retirar las semillas. Colocarlos en un recipiente tipo Pyrex, espolvorearlos con sal marina, tomillo fresco y pimienta y terminar con un spray de aceite de oliva (si no tienes el spray usar máximo una cucharada de aceite de oliva esparcida como un fino hilo cuidadosamente a lo largo de los 6 tomates. Meter al horno hasta dorar y servir!

Este es acompañante ideal para cualquier comida y se puede hacer con pimentones rojos, berenjenas, calabacines, cebollas, hongos o cualquier otro vegetal que gustes..

Las recetas
de Yoseany Finol

@YosyFinol

@YosyFinol, como se conoce en las redes sociales, es una de las personas más creativas que conozco en lo que a preparación de comidas saludables se refiere. Ella me enamoró con sus dulces saludables y cada cena o almuerzo en su casa se convierte en una verdadera experiencia de degustación gastronómica. Siempre que sirve un plato, te cuenta con emoción cómo lo hizo, qué ingredientes utilizó, sus herramientas, sencillas y muy prácticas. Por todas estas razones es para mí un verdadero placer invitarla a colaborar en mi libro con una de las mejores cosas que ella sabe hacer: ¡COCINAR RICO Y SALUDABLE!

Como médico para mí es vital nutrirme de la experiencia creativa de quienes me complementan. Cada uno de mis colaboradores tiene su área de acción, su especialidad y una habilidad única, la mía es la medicina enfocada en motivar a la gente a querer alcanzar una belleza saludable, con mejor salud en toda la extensión de la palabra y sobre todo alcanzar una óptima calidad de vida. La especialidad de Yosy, además de ser una gran empresaria, al igual que yo, madre de tres, es cocinar y motivar al mundo a hacer ejercicios como parte de su estilo de vida, ahí es donde compartimos el mismo objetivo en común: contribuir a construir un mundo saludable, sin extremos.

"Mi nombre es Yoseany Finol, soy esposa y madre. De profesión, cocinera saludable. Es desde hace tiempo que mi pasión por el estilo de vida sano se ha convertido en parte de lo que me representa, gracias a mi entusiasmo, he tenido el privilegio de inspirar a gente a mi alrededor, y a través de las redes sociales, contagiar con esto mismo a muchos seguidores, tanto de mi país Venezuela, como de muchos otros rincones del mundo. Así que espero que esto que estoy por contarte, pueda ayudarte a ti también.

Vengo de un entorno familiar donde existe la obesidad. Esta condición me hizo buscar métodos alimenticios saludables, alternos a los que me enseñaron y a los que venía acostumbrada, porque estoy convencida que los hábitos a la hora de comer son hereditarios; es por eso que quiero ayudar a las personas a ser conscientes, y que con sus hijos también lo sean. Quiero extenderle una mano a quien esté dispuesto a cambiar su vida, en recompensa a toda la ayuda que yo también recibí.

Todas las experiencias de vida que he tenido, me han llevado a seguir manteniendo este estilo de vida, que no se trata de comer poco o no comer rico. Yo no como obligada, no me siento que hago esfuerzos y tampoco siento que ni tú ni nadie que me lea deba hacerlo. Sinceramente amo cuidarme, amo mi comida y disfruto comer saludablemente mientras ayudo a gente que también quiera disfrutarlo, que decida y quiera cuidarse. Creo que muchas veces, simplemente no sabemos que existe un mundo paralelo donde la comida no es un pecado, donde comer sabroso y sano no es malo, es por eso que quiero hacerle entender a muchos esto.

En este punto puedo decir que compartir se ha convertido en otra gran pasión para mí. Soy generosa con las cosas que he aprendido, con lo que a me ha funcionado, porque la vida fue y sigue siendo generosa conmigo; la vida me brindó una oportunidad para hacer las cosas bien y aquí estoy tratando de devolverle todo eso.

Por eso al recibir la invitación de mi querida Dra. Klara Senior de colaborar en su libro con mis recetas saludables acepté encantada, pues me pareció una excelente oportunidad para seguir haciendo lo que más me gusta además de cocinar: ¡Ayudar a la gente a encontrar ese camino hacia la vida saludable del que tanto habla mi doctora!.

Aquí les dejo seis menús para seis días completos y que así puedan, junto con todas las excelentes recomendaciones que han recibido en este libro, asumir felices su reto 6 semanas disfrutando de recetas fáciles, saludables y sabrosas".

El desayuno

Pan Paleo

Una de las mejores cosas de cocinar pan paleo es que no hay que amasar; se trata de mezclar ingredientes y listo. Y lo mejor: no tiene granos, leche o levadura.

Ingredientes:

- 3/4 taza de mantequilla de almendras
- 5 huevos
- ¼ taza de aceite de coco, derretida
- 1 cucharada de miel
- 1 cucharadita de vinagre de manzana
- ¼ taza de linaza molida
- 3 cucharadas de harina de coco
- 1 cucharadita de bicarbonato de sodio
- ½ cucharadita de sal

Preparación:

- Precalienta el horno a 350 grados °F. Forra un molde para pan con papel pergamino. En un tazón grande, mezcla la mantequilla de almendras, huevos, aceite de coco, miel y vinagre de manzana junto con una batidora de mano.
- En un recipiente aparte, mezcla la linaza, la harina de coco, el bicarbonato de sodio y la sal. Mezcla los ingredientes secos y añádelos poco a poco a los ingredientes húmedos.
- Vierte la masa en el molde para hornear.
- Hornea la mezcla durante 30 a 35 minutos hasta que esté dorada y completamente uniforme. Retira del horno y deja que el pan se enfríe en el molde durante 10 minutos, luego sácalo del molde.
- Almacena el pan en un recipiente hermético en la nevera por una semana.

Tortillas

Con una mezcla de claras de huevo y harina de coco se puede hacer una sabrosa versión paleo de las tortillas. Tanto si se utiliza para los tacos o quesadillas; con esta receta salen alrededor de 8 tortillas medianas.

Puedes añadir los condimentos que quieras según tus preferencias.

Ingredientes:

- 6 claras de huevo, 2 yemas
- ¼ taza de harina de coco
- ¼ taza de leche de almendras
- ½ cucharadita de sal
- ¼ cucharadita de ajo en polvo

Preparación:

- En un tazón pequeño, mezcla bien todos los ingredientes.
- Deja reposar la masa durante 10 minutos para que la harina absorba algo de la humedad y luego mézclala de nuevo. La consistencia debe ser similar a la masa de un crepe.
- Calienta una sartén antiadherente a fuego medio-alto. Rocía con spray de aceite.
- Vierte aproximadamente 1/4 taza de masa en la sartén, girando la sartén con la muñeca hasta que se forme una capa fina y uniforme. Cocina durante 1-2 minutos, aflojando los lados con una espátula. Cuando la parte inferior se haya concretado, dale la vuelta con cuidado y cocina durante otros 2-3 minutos hasta que esté ligerament dorada.
- Repite con la masa restante.

Arepas rellenas de atún

Ingredientes para la masa:

- Harina de maíz
- Harina de avena
- Chía

Preparación del atún:

- 1 lata de atún
- 2 cdas de yogurt descremado
- Una pizca de sal
- Una pizca de pimienta
- ¼ de cebollín picadito
- ¼ de apio
- Queso blanco rayado a tu gusto

Preparación:

En un recipiente añade el atún, el cebollín, el apio, el queso, la sal, la pimienta y por último, agrega el yogurt.

Arepa de calabacín

Ingredientes:

- 1/3 de taza de agua
- 1 taza de licuado de calabacín
- 1 taza de harina de maíz
- 1 cucharada de semillas de hemp (opcional)
- Una pizca de sal marina
- 1 cucharada de linaza molida

Preparación:

- Corta en trozos pequeños el calabacín.
- Licúa el calabacín con agua, la medida de la cantidad de agua que usarás es hasta que el calabacín quede cubierto en la licuadora.

- Con el licuado de la mezcla anterior es que vas a preparar las arepas.
- Utiliza una taza de licuado, una taza de harina de maíz, la linaza y el hemp.
- Amasa y cocina en la sartén hasta que la arepa esté dorada por ambos lados.

Rollo de pavo

Ingredientes:

- ½ kilo de pavo molido
- ½ pimentón verde
- ½ pimentón naranja
- 1 huevo cocido, 1 clara de huevo
- 150 g de queso mozarella bajo en grasa
- 3 dientes de ajo
- 4 ramas de cebollín
- 8 champiñones
- 8 tomates secos
- 5 espárragos
- Albahaca al gusto
- Semillas de ajonjolí

Preparación:

- Pon el pavo molido sobre una bandeja.
- Para el aderezo puedes usar ajo o albahaca.
- Añade al aderezo una clara de huevo para que compacte bien.
- Pon la mezcla encima de un papel encerado y aplástalo con un rodillo hasta que quede uniforme.
- Rellena con pimentón verde y naranja, cortado en julianas; champiñones, tomates secos, espárragos, cebollín, queso mozarella y huevo cocido.
- Enrolla con ayuda del papel previamente encerado.
- Lleva al horno a 350 grados F por 40 minutos.
- Bate una clara de huevo y espárcela encima con una brocha, luego rocíale las semillas de sésamo o ajonjolí.
- Lleva al horno una vez más por 20 minutos y listo.

El almuerzo

Suflé de salmón

Ingredientes:

- 200g de salmón cocido
- 1 cda de cebollín fresco picado
- 1 cda de perejil fresco picado
- 2 cdas de harina de almendras
- 125 ml de leche de almendras
- 3 claras de huevo
- 1 yema de huevo
- Ajo al gusto
- Una pizca de sal
- Pimienta al gusto

Preparación:

- Cocina el salmón al vapor por 20 minutos y luego desmenúzalo.
- Al salmón desmenuzado agrégale el cebollín, el perejil, la leche, la harina de almendras, el ajo, la sal, la pimienta y revuelve.
- Bate las claras de huevo a punto de nieve.
- Incorpora las claras batidas a punto de nieve cuidadosamente a la mezcla del salmón.
- Reparte la mezcla en los moldes de ponquecitos.
- Hornea a 180 grados durante 20 minutos o hasta que los suflés suban y se doren bien.
- Encima de la mezcla puedes añadir queso de búfala para gratinarlos.

Sugerencia: Preparar este plato inmediatamente antes de servirlo.

Si no tienes salmón puedes hacerlo con pollo, atún o incluso sardinas.
Acompáñalo con tu carbohidrato complejo favorito.

Yoyos de plátano (Maracuchitos)

Ingredientes:

- 2 plátanos maduros
- 6 rebanadas de pavo
- 6 rebanadas de queso mozarella
- 2 huevos
- ½ taza de harina de almendras (Puedes usar la harina que tengas)
- ½ taza de harina de coco (Puedes usar la harina que tengas)
  1 cucharada de linaza molida
- Sal y pimienta al gusto
- ½ sobre de edulcorante
- Mini palillos para pinchar
- Molde para hornear

Preparación:

- Pela y corta los plátanos por la mitad y luego corta cada mitad en 3 rebanadas de 1 cm c/u aproximadamente.
- Arma los "yoyos" con 1 rebanada de plátano, 1 de jamón, 1 de queso y finaliza con otra de plátano.
- Pincha con 2 mini palillos para evitar que se desarmen.
- Mezcla las 2 harinas, 1 cucharada de linaza molida, un pizca de sal y 1/2 sobre de edulcorante.
- Bate los huevos.
- Pasa los plátanos ya preparados por los huevos batidos, luego por la harina y pónlos en el molde.
- Llévalos al horno previamente caliente a 350 F. 170 C hasta dorar por ambos lados.

La cena

Ensalada de berro, kale y tomate

Ingredientes:

- 3 tazas de berro (Puedes usar lechuga, espinacas, kale o un mix de lechugas)

- 1 tomate
- ½ aguacate y pechuga al vapor cortada en cuadritos

Aderezo:

- Vinagre balsámico y un poco de pesto a tu gusto

Preparación:

- Mezcla todos los ingredientes en un bowl.
- Agrega el aderezo a tu gusto y listo.
  Aderezo griego

Perfecto aderezo para ensaladas

Ingredientes:

- 2 cdas de aceite de oliva
- ¼ taza de vinagre balsámico
- 2 dientes de ajo machacado
- 2 cdtas de orégano
- 1 cucharadita de albahaca
- Sal y pimienta
- 1 cda de mostaza dijón

Preparación:

Mezcla en un recipiente todos los ingredientes y almacena en un envase hermético o con tapa.

Rollo de carne molida

Ingredientes:

- 1 kg de carne molida (sin grasa). También lo puedes hacer con pollo, pavo o lomo de cerdo molido sin grasa. Especies y condimentos de tu preferencia. Puedes usar (perejil, cilantro, ajo, cebolla, pimentón, ají dulce y cebollín bien picados con el procesador de alimentos o solo añadir sal, pimienta y ajo al gusto.

- 1 huevo crudo
- 3 huevos cocidos
- Espinacas
- Pimentón rojo
- Berenjenas (pasadas por el grill)
- Aceitunas
- Alcaparras

Preparación:

- Condimenta la carne con pimienta, sal marina y 1 huevo entero.
- Amasa bien y pónlo encima de un papel previamente encerado. Luego, cúbrelo con papel transparente para que no se pegue en el rodillo o lo que utilices para aplastarlo.
- Luego, añádele todo lo que quieras de relleno, por ejemplo: espinacas, huevo cocido, pimentón rojo, berenjena en ruedas, aceitunas y alcaparras.
- Envuélvelo con mucho cuidado, con ayuda del papel encerado.
- Al final, séllalo muy bien por ambos lados, pásalo a una bandeja de hornear y llévalo al horno a 350° por 1 hora.
- Deja reposar para después cortar y evitar que se parta.

El postre

Biscoti de naranja

Esta es una versión libre de gluten, la combinación de chocolate negro y de la ralladura de naranja es maravillosa. Las galletas deben hornearse dos veces para lograr el nivel adecuado de crujiente.

Ingredientes:

- 1 3/4 tazas de harina de almendras
- 1 cucharada de polvo de arrurruz
- ½ cucharadita de bicarbonato de sodio
- Pizca de sal

- ¼ de taza de sirope de maple
- Un chorrito de extracto de vainilla
- 2 cucharadas de jugo de naranja
- 2 cucharadas de ralladura de naranja
- 4 onzas. de chocolate negro en trozos

Instrucciones:

- Precalienta el horno a 350 grados F.
- Cubre una bandeja para hornear con papel encerado.
- En un tazón grande, mezcla la harina de almendras, el polvo de arrurruz o maizena, el bicarbonato de sodio y la sal.
- Añade el sirope de maple, la vainilla, el jugo de naranja y la ralladura de naranja.
- Mezcla bien.
- Pica la mitad del chocolate negro y agrégalo a la masa.
- Forma con la masa un tronco rectangular y pónlo sobre la bandeja para hornear.
- Hornea durante 15-20 minutos hasta que esté ligeramente dorado.
- Retira del horno y deja enfriar durante 30 minutos.
- Vuelve a calentar el horno a 250 grados F.
- Corta el tronco que ya habías hecho antes, en largas piezas finas y coloca el lado cortado hacia abajo.
- Hornea durante 7-8 minutos, dale la vuelta y déjalo 5 minutos más cuidando que no se oscurezca.
- Retira del horno y déjalo enfriar antes de servir.

Bolitas de zanahoria

Ingredientes:

- 3 tazas de zanahorias ralladas
- 1 taza de dátiles deshuesados
- 1 taza de nueces
- ½ taza de hojuelas de coco sin azúcar
- 1 cucharadita de canela
- ¼ de cucharadita de nuez moscada
- ¼ de cucharadita de clavo de olor molido
- Pizca de sal

Preparación:

- Añade los ingredientes para el pastel en una licuadora o en un procesador de alimentos.
- Luego forma bolitas pequeñas con la mezcla.
- Lleva a la nevera.
- Esta preparación puede durar más de 1 semana en la nevera.

Pan de manzana

Ingredientes:

- 4 huevos
- ¼ de taza de aceite de coco derretido
- 1 sobre de edulcorante
- 1 cucharadita de esencia de vainilla
- 2 cucharaditas de canela en polvo
- 1 cucharadita de bicarbonato de sodio
- Pizca de sal
- 1 manzana mediana
- ½ taza de harina de coco rallado
- 1 cucharada de harina de almendras

Para el crumble

- 1 taza de nueces cortadas en cubitos
- 2 cucharadas de aceite de coco derretido
- 1 cucharada de miel
- 1 cucharadita de canela

Preparación:

- Precalienta el horno a 350 grados F.
- Rocía un molde para pan con spray de aceite de coco.
- En un tazón mediano mezcla los huevos, el aceite de coco, edulcorante y vainilla.
- Añade la canela, el bicarbonato y la sal.
- Agrega la manzana rallada.
- Tamiza la harina de almendras y la harina de coco.
- Mezcla todo.

- Vierte la mezcla en el molde para pan.
- Para hacer el crumble: revuelve las nueces junto con el aceite de coco, la miel y la canela.
- Extiende esta última mezcla sobre la masa en el molde para pan.
- Hornea durante 25-30 minutos o hasta que un palillo insertado en el centro salga limpio.
- Deja enfriar durante 10 minutos antes de dar vuelta la torta sobre una rejilla de refrigeración.
- Sirve caliente

Pan de Banana

Ingredientes:

- 4 bananos maduros
- 4 huevos
- ½ taza de mantequilla de almendras
- 2 cucharadas de aceite de coco derretido
- 1 cucharadita de esencia vainilla
- ½ taza de harina de coco
- 1 cucharada de canela
- 1 cucharadita de bicarbonato de sodio
- ¼ de cucharadita de sal
- 3 oz. de chocolate negro sin azúcar

Preparación:

- Prepara un puré con los bananos maduros.
- Precaliente el horno a 350 grados F.
- Forra un molde para pan regular con papel de pergamino.
- En un tazón grande agrega los bananos, los huevos, la mantequilla de almendras, las cucharadas de aceite de coco y vainilla.
- Usa una batidora de mano para combinar bien.
- Añade la harina de coco, la canela, el bicarbonato de sodio y la sal.
- Corta el chocolate en cuadritos pequeños y agrega a la mezcla.
- Vierte la mezcla de pan en el molde.
- Hornea durante 50-60 minutos o hasta que insertes un palillo en el centro y salga limpio.
- Pon el pan sobre una rejilla para enfriar y deja enfriar un poco antes de cortar.

Las recetas
de Johana Clavel

@johaclavel

Conocí a Johana a través de las redes sociales. Alguien recomendó una de sus recetas, me encantó y comencé a seguirla y de una vez quedé enganchada con su cuenta de Instagram @johaclavel, pues todas son una divinidad. Luego, por cosas de la vida, mi amiga Yosy Finol me la presentó. De inmediato hicimos clic y comenzamos a encontrarnos con frecuencia.

Hoy quise invitarla a participar de mi reto personal pues mi misión es dar a ustedes siempre las mejores herramientas para que aprendan a comer rico y saludable y esto es lo que justamente aprenderemos de la mano de una de las chef más famosa de las redes sociales: @johaclavel.

Una chef internacional especializada en comida saludable a quien siempre le gustó cocinar desde niña y cuidar su salud, su sueño era poder dedicarse a ello, hasta que tuvo la gran oportunidad de crear en conjunto con su cuñada Yosy Finol, Ligero Express una empresa dedicada a la elaboración de comidas saludables.

Desde allí se interesó aún más por la alimentación sana y balanceada para toda la familia, lo que la motivó a prepararse un poco más, realizando distintos cursos sobre nutrición, deporte, salud y fitness, adquiriendo conocimientos que aplicaría luego, no sólo en la elaboración de los ricos platos y sabrosos dulces sin azúcar de Ligero Express sino también para ella y su familia. Los cambios en su estilo de vida fueron determinantes para superar los estragos que le causaban una cardiopatía que padece desde su adolescencia.

Como madre y esposa fue más allá, logrando que su esposo, conocido en las redes sociales como @donligero, perdiera un sobrepeso de 16 kilos y su hijo superara un retraso en su crecimiento, todo gracias a los cambios de hábitos y buena alimentación. Todas estas experiencias las compartió a través de las redes sociales, con la firme intención de ayudar e inspirar a todos, motivándolos a través de recetas prácticas, sencillas, saludables y sobre todo muy ricas, demostrando que no es necesario sacrificar los sabores para conseguir salud. Gracias a su constancia, trabajo y dedicación se ha convertido en un gran ejemplo, su labor diaria ha logrado cambiar las vidas de muchas mujeres, madres y familias, brindando a un solo click en el hashtag #recetadejohaclavel en Instagram, miles de recetas rápidas, ricas y saludables.

El desayuno

Pizza de avena y calabacín

Ingredientes:

- ¼ taza de calabacín rallado
- ¼ taza de agua
- 1 clara de huevo
- ½ taza de harina de avena
- 1 cucharadita de linaza molida
- ½ cucharadita de polvo para hornear
- Salsa napolitana o de tomate natural
- Espinaca
- Pollo desmechado
- Champiñones
- Queso pasteurizado bajo en grasa
- Pimentón
- Una pizca de sal marina
- Orégano y albahaca

Preparación:

- Coloca en la licuadora el agua, la clara de huevo y el calabacín y procesa muy bien.
- Mezcla en un recipiente todos los ingredientes secos (harina de avena, polvo para hornear, linaza) y condimenta con una pizca de sal marina, orégano y albahaca.

- Añade el licuado de calabacín a esta preparación, mezclando poco a poco con la batidora manual.
- Deja reposar unos segundos mientras calientas el sartén.
- Después, incorpora la mezcla espesa y riega para que quede redonda. Cocínala tapada hasta que esté bien cocida y dorada por ambos lados (mientras más dorada, mejor).
- Luego le agregas la salsa, las espinacas, el pollo desmechado, los champiñones, el queso y el pimentón en julianas. La llevas al horno solo para gratinar.
- Se sirve con unas hojas de albahaca fresca.

Pancakes de manzana y coco
(para dos personas)

Ingredientes:

- 6 huevos completos
- 2 manzanas pequeñas, una roja y una verde sin piel ni semillas (previamente cocidas en el microondas por 4 minutos)
- Un chorrito de esencia de vainilla
- ½ taza de leche de almendras
- 2 cucharaditas de linaza molida
- 2 cucharaditas de edulcorante o al gusto
- 1 cucharadita de polvo para hornear
- ¼ taza de harina de coco (no es lo mismo que el coco rallado)
- Canela en polvo

Preparación:

- Mezcla todos los ingredientes en la licuadora hasta procesar muy bien.
- Cocina en un sartén con aceite en aerosol hasta dorar por ambos lados.
- Dales vuelta cuando estén bien cocidos.
- Los acompañamos con miel, canela y un poquito de queso bajo en grasa al momento de comerlos. ¡Son una delicia!

Pancakes de chococafé

Ingredientes:

- 4 claras de huevo
- 1 yema
- 1 cucharadita de yogurt griego
- 1 cucharadita de cacao en polvo
- 1 chorrito de café ya listo, líquido
- 1 chorrito de esencia de vainilla
- 2 cucharaditas de edulcorante
- ½ taza de avena en hojuelas
- 1 cucharadita de polvo para hornear

Preparación:

- Licua todos los ingredientes y cocina en un sartén pequeño engrasado con un poco de aceite en aerosol.

El almuerzo

Suprema de pollo en salsa roja y verde

Ingredientes para la pechuga:

- 1 pechuga de pollo
- Una pizca de sal marina y pimienta
- Una pizca de estragón, perejil y ajo en polvo

Preparación:

- Adoba el pollo con las especias y cocina al grill o a la plancha hasta que esté bien cocido.

Ingredientes para la salsa roja:

Tomates pelados

- ¼ de cebolla en cuadritos
- 1 diente de ajo machacado
- 1 pimentón rojo asado (para asarlo pónlo en el horno a fuego alto hasta que la piel empiece a ponerse negra.
- Guárdalo en un envase plástico y tapa. Después retira la piel y corta en julianas)
- Una pizca de sal marina y de endulzante

Preparación:

Saltea la cebolla en un sartén con una cucharadita de aceite de oliva hasta cristalizar. Luego agrega el ajo, los tomates pelados hechos puré, la sal marina y el endulzante. Por último, agrega el pimentón asado. Deja cocinar hasta que espese un poco.

Ingredientes para la salsa verde:

- 1 cucharada de yogurt griego
- 1 cucharadita de pesto de albahaca
- 2 tazas de albahaca fresca
- Un chorrito de aceite de oliva
- Una pizca de sal marina
- 1 o 2 dientes de ajo
- 1 cucharadita de mantequilla de maní (o un poco de maní triturado)

Preparación:

- Mezcla el yogurt y el pesto. Queda más pastosa con menos aceite de oliva, pero igual de rica.

Ensalada rusa

Ingredientes:

- 400 grs de guatila cocida
- 100 grs de zanahoria cocida al vapor sin piel
- 100 grs de guisantes cocidos al vapor
- Vainitas y corazones de alcachofa (opcional)
- 1 lata de atún pequeña
- Espárragos cocidos al vapor
- Aceitunas
- Yogurt griego
- 4 huevos duros cocidos
- Palmitos de cangrejo (o surimi)
- Pimiento rojo
- Una pizca de sal marina
- Una cucharadita de mostaza

Preparación:

- Retira la piel y la semilla de la guatila, incluyendo la parte dura del centro.
- Cocina todas las verduras al vapor hasta que estén al dente.
- Cocina los huevos en agua aparte. Desde que empiezan a hervir cuenta 10 minutos y estarán listos.
  Báñalos de inmediato en agua fría para que luego puedas pelarlos fácilmente.
- Deja escurrir bien las verduras hasta que estén secas.
- Corta todo en cuadros y mezcla todos los ingredientes muy bien.
- Añade el yogurt griego, la sal marina, la pimienta y la mostaza.

Refrigera.

- Decora con el pimentón rojo, las aceitunas y los espárragos.
- Puedes acompañar con unas hojas de lechuga y rellenar como si fueran una especie de canoitas; es simplemente un espectáculo de sabores.

Albóndigas de pavo

Ingredientes:

- Pavo molido (el más bajo en grasa que consigas; en su defecto, moler la pechuga de pavo en algún procesador. También podría ser pechuga de pollo molida)
- Perejil, paprika (pimentón rojo en polvo), comino y ajo en polvo y una pizca de sal marina
- Un poco de salsa de soya ligera

Preparación:

- Mezcla el pavo molido con las especias, forma tus albóndigas y cocínalas en un sartén con un poco de aceite en aerosol. Deja que se doren por todos lados.

Aderezo de eneldo y yogurt

Ingredientes:

- 2 cucharadas de perejil finamente picado
- 2 cucharadas de eneldo finamente picado
- 1 cucharadita de alcaparras picadas
- 1 diente de ajo pequeño machacado
- El jugo de medio limón
- 1 cucharadita de cebolla blanca finamente picada
- 5 cucharadas de yogurt griego
- Una pizca de sal marina

Preparación:

- Mezcla y disfruta.

NOTA:

Queda espectacular con todo tipo de carnes, pescados y ensaladas.

Ensalada de salmón

Ingredientes:

- Mix de lechugas
- 1 filete de salmón
- Una pizca de sal marina
- Ajo en polvo
- Perejil
- Tomates deshidratados

Preparación:

- Condimenta el filete de salmón con la sal marina, el ajo y el perejil.
- Rocía un sartén con aceite en aerosol, calienta y coloca el filete de salmón hasta que se dore bien por ambos lados.
- Coloca en un recipiente el mix de lechugas, los tomates deshidratados y el filete de salmón.

Aderezo de pistachos

Ingredientes:

- 1 cucharada de pistachos
- 1 cucharada de vinagre de manzana
- 1 cucharadita de mostaza
- 4 cucharadas de yogurt griego
- Una pizca de jengibre en polvo
- Una pizca de orégano en polvo
- Una pizca de sal marina
- Un chorrito de agua

Preparación:

- Procesa todo muy bien, ¡y listo! Puedes refrigerarlo y utilizarlo para ensaladas o cualquier tipo de carnes.
- Pasta de calabacín saludable
- Guacamole

Ingredientes:

- 1 aguacate hecho puré con un tenedor o pasapurés
- 1 tomate pequeñito cortado en cuadritos
- 1 cebolla pequeña
- Cilantro
- Jugo de un limón pequeño
- Una pizca de sal marina

Preparación:

- Mezcla bien los ingredientes, y ¡listo!

Pasta

Ingredientes:

- Calabacín

Preparación:

- Corta el calabacín con un cortador o un rallador para volverlo pasta.
- Calienta por 30 segundos en el microondas para que se cocine un poquito y quede al dente.
- Agrega una pizca de sal marina.
- Mezcla la pasta con el guacamole y un filete de pescado cocinado a la plancha (condimentado solo con una pizca de sal marina y ajo en polvo).

El postre

Pie de helado con frambuesa

Galleta

Ingredientes:

- 2 cucharadas de harina de almendras
- 3 dátiles finamente cortados

- 1 cucharada de mantequilla de maní o de almendras
- Una pizca de edulcorante
- Una pizca de sal marina
- ½ cucharada de agua

Preparación:

- Mezcla bien todos los ingredientes con la punta de los dedos hasta obtener una masa compacta y homogénea.
- Pon una capa de ½ centímetro de espesor de esta masa en el fondo de unos moldes de cupcakes.

Relleno

Ingredientes:

- 2 cucharadas de yogurt griego
- 2 cucharadas de edulcorante o miel de abejas

Preparación:

- Mezcla el yogurt griego y el edulcorante o la miel.
- Lleva al congelador unos minutos hasta que solidifique mientras preparas la cobertura.
- Cobertura de frambuesas

Ingredientes:

- ½ taza de frambuesas frescas
- 2 cucharadas de edulcorante o al gusto

Preparación:

- Corta las frambuesas y mézclalas con el endulzante al gusto.
- Agrégalas a los pies y llévalos nuevamente al congelador por unos minutos.
- Cuando los vayas a consumir sácalos y espera a que pierdan un poco de frío.

Pastel de nueces

Ingredientes:

- 200 grs o 2 tazas de nueces
- 4 huevos
- 1 cucharada de esencia de vainilla
- ¼ de taza de leche de almendras
- ¼ de taza de puré de manzana verde (retira la piel y las semillas de la manzana, cocina en el microondas por 2 minutos y tritura para hacer el puré)
- ¼ de taza de endulzante a base de edulcorante
- Cobertura de nueces caramelizadas
- Arequipe sin azúcar
- Chocolate oscuro derretido sin azúcar

Preparación:

- Tritura las nueces en un procesador o licuadora hasta dejarlas como una harina.
- Agrega todos los ingredientes a la licuadora, mézclalos bien y luego viértelos en un molde pequeño, preferiblemente de silicona, engrasado con aceite en aerosol.
- Cubre la preparación con las nueces caramelizadas. Cocina en el horno a 200° por 20 o 30 minutos o hasta que al pinchar con un palito de madera este salga limpio.
- Cobertura de nueces caramelizadas: en un sartén coloca las nueces a tostar. Abre un espacio y añade 1 cucharada de agua, 1 cucharadita de vainilla y 2 cucharadas de endulzante a base de Stevia, Xilitol o azúcar de coco. Deja que se derrita y forme un almíbar. Mezcla con las nueces tostadas y espolvorea con canela.

- Decora con arequipe sin azúcar.

Agradecimientos

Gracias mi Dios, porque más que pedirte hoy quiero agradecerte por todas las bendiciones con las que me premias cada día de mi vida, una de ellas, la gente maravillosa que has puesto en mi camino para apoyarme y compartir esta gran experiencia de escribir mi #reto6semanas en pro de la lucha contra la "Globesidad" y la Diabetes en el Mundo y a las que hoy quiero agradecer en estas breves líneas.

A mi querido @ppenzini gracias por estos más de 2500 años de amistad, por todo tu apoyo y tu sabios consejos. Gracias a ti he podido ayudar a miles de personas a lograr su meta de tener un cuerpo saludable y mejorar su calidad de vida. Gracias a ti estoy hoy aquí cumpliendo con EL RETO de escribir este libro.

A mi amiga, hermana de vida y paciente, Elvia Herrera, mi periodista 2.0 favorita, gracias infinitas por creer siempre en mí, por tu confianza al poner "tu cuerpo en mis manos" y por ser el eco de mi voz interior apoyándome siempre en todos mis proyectos.

Un ángel que me ha llevado siempre de la mano en mi camino hacia el éxito.

A mi querida paciente y amiga "Angelita", Angela Oraá, periodista y cronista de sociales, creativa como ninguna, mi asesora de imagen, dispuesta a probar siempre todos mis nuevos tratamientos y secundarme en todos mis #retos. Gracias por colocar tu "varita mágica" en nuestro #reto6semanas.

A mi querida amiga y paciente, mi siempre Reina, Cynthia Lander, Miss Venezuela 2001, gracias por tu amistad incondicional y por todo tu apoyo a lo largo de todos estos años, desde el 2001 hasta nuestros días, aun en la distancia… Honrada por tu confianza y orgullosa de que asumieras tuyo nuestro #reto6semanas.

A mi amiga 100% Chic, Titina Penzini, por tu amistad, por compartir conmigo tus #Recetas100%Chic en nuestra página web para apoyar a todos nuestros seguidores y por asumir tu #reto-6semanas con tanta pasión que todo el que te conoce se contagia de tu entusiasmo y llega a mi consultorio diciendo "Dra. Quiero cambiar mi vida".

A mi Yaya Andueza, periodista y productora de radio por creer en mí y ponerme en el camino de Beatriz Rosado quien le dio su primer impulso a estas líneas.

A mi padre, por quererme tanto y desde el cielo acompañarme cada día.

A mi madre, por su paciencia y apoyo en todas mis "locuras" y emprendimientos y por celebrarme cada uno de mis triunfos que también son suyos. "Mami, sin ti, nada de lo que he hecho hubiese sido posible".

A mis tres bebés: mi pulga, mi piojo y mi garrapatita... Los tres pilares de mi vida. Ustedes son el motor que de cada uno de los #Retos que asumo día a día, la razón de mi vida.

A mi comadrita, Luiselena Jaramillo, más que mi comadre, mi hermana del alma, gracias eternas por tantos años de amistad y apoyo incondicional y por llevarme al camino de Santillana.

A mi estimada, Denise Reale, pues gracias a ti, Editorial Santillana me abrió las puertas de su casa. A la editorial Penguin Random House por aceptar el #reto6semanas y apoyarme en hacer realidad el sueño de publicar mi primer libro.

A todo mi equipo de Esteti-K Instituto Médico Estético, por apoyarme a mí y a todos nuestros pacientes con el #RetoMuscular y el #RetoTerapéutico para llegar a la #META. A todo mi equipo le debo "Mi nuevo Cuerpo".

A mis expertos invitados, Yoseany Finol, Johana Clavel, Angela Oraá, Elvimar Sanchez y @Cirujano, el Doctor Daniel Solobodianik, por su gran aporte, apoyo y solidaridad en la realización de mi sueño: "Medicina, Estética y Nutrición con ética y corazón".

A mi amado fotógrafo, Fran Beaufrand, gracias por tu apoyo y por sacar de mi la mejor sonrisa. Eres definitivamente, el mejor.

A mi maquillador favorito, Luis Enrique Urbano, maquillador oficial del Miss Venezuela, gracias por hacerme ver y sentir como una verdadera reina.

A Fernando Duprat, mi sponsor. Por ser mi coach, mi corrector de estilo, por cuidar mis pasos, por tu amistad incondicional y sobre todo ¡por existir!.

A todos y cada uno de mis pacientes, seguidores de las redes sociales que se han convertido ya en parte de mi familia y amigos, gracias por creer en mí y convertirse en inspiración para aceptar este GRAN RETO.

Y a mi querida amiga y paciente, Eva Ekvall, Miss Venezuela 2000, mujer guerrera y luchadora, a quien dedico especialmente estas líneas... Escogí especialmente pensando en ti, las recetas de "Tres Leches Light", Nutella y Fondiu de Chocolate Light con frutas de bajo índice glicémico, nuestros dulces favoritos en su versión más saludable... Solo tú y yo sabemos amiga. Siempre has sido un ángel en mi camino. Te llevo siempre en mi corazón #EvaForever.

¿Quién es la Doctora Klara Senior?

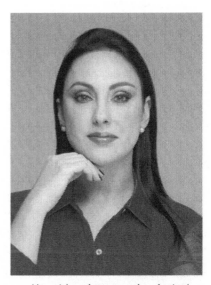

La Dra. Klara Senior es médico cirujano especialista en medicina estética y anti-envejecimiento, health-coach experta en el manejo del sobrepeso y la obesidad. Creadora de EL RETO DE LAS 6 SEMANAS, "un programa de pérdida de peso diseñado para educar, motivar e inspirar a las personas a tomar el control y cambiar a un estilo de vida saludable".

Una mujer integral, emprendedora y amante de los RETOS.

Además de médico, es madre de tres varones, empresaria, locutora, docente, motivadora y conferencista internacional.

Embajadora y vocera de la belleza saludable. Egresada de la Facultad de Medicina de la Universidad Central de Venezuela, Escuela Luis Razetti, con formación en Medicina Estética en La Asociación Científica Colombiana de Medicina Estética – ACICME – en Medellín, Colombia; y Especialización en Medicina Estética Facial, Corporal y Anti-envejecimiento en la Universidad John F. Kennedy de Argentina.

Ha sido docente de Antiaging Academy Miami y del Curso de Láser y otros sistemas lumínicos avalado por la Sociedad Española de Láser Médico Quirúrgico (SELMQ).

Su gran pasión por las comunicaciones y su necesidad de llevar un mensaje de belleza saludable como parte de su conciencia de responsabilidad social, la llevaron a estudiar locución en la Escuela de Comunicación Social de la Universidad Central de Venezuela y locución, producción y doblaje en Voces de Marca Miami (La Universidad de la Voz), siendo invitada recurrente de diversos medios de comunicación nacionales e internacionales y colaboradora de numerosas revistas en temas de salud, belleza, pérdida de peso y calidad de vida.

66537747R00172

Made in the USA
Lexington, KY
17 August 2017